Carlson / Speca
Krebs bewältigen mit Achtsamkeit

Verlag Hans Huber
Psychologie

HUBER

Linda E. Carlson
Michael Speca

Krebs bewältigen mit Achtsamkeit

Wie Ihnen MBSR hilft, das Leben zurückzugewinnen

Aus dem Englischen von Susanne Bonn

Verlag Hans Huber

Programmleitung: Tino Heeg
Herstellung: Jörg Kleine Büning
Umschlaggestaltung: Anzinger / Wüschner / Rasp, München
Druckvorstufe: Satzkiste GmbH, Stuttgart
Druck und buchbinderische Verarbeitung: AZ Druck und Datentechnik GmbH, Kempten
Printed in Germany

Bibliografische Information der Deutschen Nationalbibliothek
Die Deutsche Nationalbibliothek verzeichnet diese Publikation in der Deutschen Nationalbibliografie; detaillierte bibliografische Daten sind im Internet über http: // dnb.d-nb.de abrufbar.

Anregungen und Zuschriften bitte an:
Verlag Hans Huber
Lektorat Psychologie
Länggass-Strasse 76
CH-3000 Bern 9
Tel.: 0041 (0)31 300 4500
Fax: 0041 (0)31 300 4593
verlag@hanshuber.com
www.verlag-hanshuber.com

Die amerikanische Ausgabe erschien unter dem Titel »Mindfulness-Based Cancer Recovery. A Step-By-Step-Approach to Help You Cope With Treatment And Reclaim Your Life" bei New Harbinger Publications.

Deutsche Erstausgabe
1. Auflage 2013

(E-Book-ISBN [PDF] 978-3-456-95158-4)
(E-Book-ISBN [EPUB] 978-3-456-75158-0)
ISBN 978-3-456-85158-7

Dieses Buch ist allen Menschen gewidmet, die ihr Leben mit uns geteilt haben, indem sie an den Achtsamkeitsgruppen teilnahmen, die wir in den vergangenen dreizehn Jahren leiteten. Ihre Geschichten und ihr Mut im Angesicht von Krebs inspirieren uns noch immer.

Inhalt

Teil III – Symptommanagement und Achtsamkeit im Alltag

Anhang

Dank

Wir freuen uns, dass wir das Programm Achtsamkeit in der Krebsnachsorge mit einem großen Publikum teilen können, und danken vielen Beteiligten dafür, dass sie dieses Buch ermöglicht haben. Was die akademische Unterstützung angeht, ist Linda Inhaberin des Enbridge-Forschungslehrstuhls für Psychologische Onkologie, finanziert von Canadian Cancer Society Alberta / NWT Division und der Alberta Cancer Foundation. Sie erhielt außerdem eine Auszeichnung von der Alberta Heritage Foundation für ihre medizinische Forschung. Dies verschafft ihr Zeit für ihre Forschungstätigkeit und für die Untersuchungen, die diesem Buch zugrunde liegen.

Unsere Kollegen im Psychosocial Resources Department am Tom Baker Cancer Centre des Alberta Health Services Cancer Care in Calgary (Alberta) in Kanada haben uns bei der Entwicklung dieses Programms unterstützt. Besonderer Dank gebührt dem Leider der Abteilung Barry Bultz und allen Beratern und Forschern in der Abteilung. Shirley McMillan, Maureen Angen und Eileen Goodey haben das Programm Achtsamkeit in der Krebsnachsorge ermöglicht und zu seiner Entwicklung beigetragen. Ihre Unterstützung und ihre Beiträge waren entscheidend für den anhaltenden Erfolg des Programms. Für unsere eigene Meditations- und Yoga-Praxis danken wir der Insight Meditation Society, Sharon Salzberg, Jack Kornfield und Thich Nhat Hanh. Während seines Tanzstudiums am SUNY in Brockport lernte Michael Yoga kennen durch Peentz Dubble, der heute als ausgebildeter Iyengar-Yoga-Lehrer bei Boston arbeitet, und er übte die Sitzmeditation mit Freunden aus dem benachbarten Rochester Zen Center, einer Gründung von Philip Kapleau Roshi. Jon Kabat Zinn ist unser Freund, Kollege und Mentor, aber auch die wichtigste Inspirationsquelle für das Programm Achtsamkeit in der Krebsnachsorge. Saki Santorelli, derzeit Direktor des Center for Mindfulness, hat uns inspiriert und unterstützt. Linda dankt ihren Kollegen am Mind and Life Institute, die sie mit einem internationalen Kollegium von Meditationsforschern und -praktikern zusammenbrachten; besonderer Dank geht an Adam Engle, Richie Davidson, Joan Halifax, David Meyer, Al Kaszniak, Evan Thompson, John Dunne und Zindel Segal.

Michael bedankt sich besonders bei Cynthia Novack und Richard Bull, den bereits verstorbenen Choreografen und Tanzlehrern, die ihm die Bedeutung der Bewusstheit in der großen Improvisation des Lebens demonstrierten, und bei Susan Foster, die ihn mit der Psychosomatik vertraut machte.

Unsere Studenten waren sehr hilfreich bei der Formulierung und Durchführung unserer Achtsamkeitsforschung; besonderer Dank gebührt Sheila Garland, Laura Labelle, Michael Mackenzie, Katie Birnie, Kristin Zernicke, Sarah Cook, Marion Hutchins und Laura Lansdell. Im Lauf der Jahre haben auch verschiedene wissenschaftliche Mitarbeiter wesentlich zu unseren Projekten beigetragen: Barbara Pickering, Linette Lawlor-Savage, Joshua Lounsberry, Beth DeBruyn und Andrea Berenbaum. Besondere Anerkennung verdient Andrea Berenbaum, deren Zeichen- und Computerkünsten die Illustrationen in diesem Buch zu verdanken sind.

Persönlich danken wir auch den Menschen in unserem Privatleben, die zu Hause und in der Familie Aufgaben übernommen haben, um uns die Zeit für die Arbeit an diesem Buch zu geben. Linda dankt Joal Borggard für Liebe, Unterstützung und Verständnis, und ihrer Tochter Nova als natürliche und fröhliche Verkörperung des Anfängergeistes. Die Ankunft ihres Sohnes Vardin fällt mit dem Erscheinen dieses Buches zusammen, und es wird eine Freude sein, beide zu beobachten, wie sie wachsen und ihren Weg in der Welt finden. Linda dankt ebenfalls ihren Eltern Lorne und Shirley Carlson für alle Unterstützung und Ermutigung im Lauf der Jahre.

Michael dankt seiner Frau und besten Freundin Nancy (Ford) Speca für ihre Liebe und Ermutigung, seine besten Seiten auszuleben, seiner Mutter Joan (Slaven) Speca für ihre Liebe und Unterstützung und seinem Vater Annibale (William) Speca, der dem Krebs mit Mut und Akzeptanz entgegengetreten ist.

Vorwort

Wie wir Krebs erleben, wird oft weniger von einzelnen Ereignissen bestimmt als von einem Verbindungsprozess zwischen den verschiedenen Stadien, die den Weg vom Erhalten der Diagnose über die Entscheidung für eine Therapie, deren Durchführung, die Wiederherstellung der Leistungsfähigkeit bis zum Leben mit der ständigen Wachsamkeit für Anzeichen einer Rückkehr oder dauerhaften Remission darstellen. Wie reagieren wir auf diese Herausforderungen, die ungefragt unser Engagement erfordern? Können wir die Kraft wecken, die in unserem Geist wohnt, um eine Aussicht auf Heilung zu entdecken und sie gerade in den Augenblicken zu sehen, in denen wir uns in Gedanken, Sorgen und verstörenden Szenarien einer sehr kurzen Zukunft verlieren? Das Programm Krebs bewältigen mit Achtsamkeit (Mindfulness-Based Cancer Recovery MBCR) wurde 1995 von Linda Carlson und Michael Speca entwickelt und ist in diesem leicht zugänglichen, pragmatischen Handbuch beschrieben; es bietet Patienten die Gelegenheit, ihre eigenen Antworten auf diese unausweichlichen Fragen zu finden, sowie konkrete Fähigkeiten, die helfen, sie in den Alltag zu integrieren.

Das achtwöchige MBCR-Programm ist gekennzeichnet durch die klinische Anwendung von Meditationsübungen, die Patienten helfen sollen, eine bestimmte Form der Bewusstheit zu erreichen, die sogenannte Achtsamkeit. Die Ursprünge der Achtsamkeit lassen sich zu den asiatischen Weisheitstraditionen zurückverfolgen.

Dort wird sie seit über 2500 Jahren gelehrt. MBCR gehört zu einem neuen Trend, der diese Praktiken für den Einsatz in der westlichen Medizin angepasst hat. Diese Verbindung erwies sich als produktiv, denn die Standardmethoden der Krebsbehandlung – Medikation, Operation, Chemotherapie und Bestrahlung – reichen selten aus, um die dauerhaften Bedürfnisse von Patienten zu erfüllen. Während sie das Programm durcharbeiten, lernen die Patienten zuerst den Unterschied kennen zwischen einer automatischen Reaktion auf die Ereignisse und der Reaktion im Bewusstsein dessen, was sich in Körper und Geist abspielt. Die einfache, aber mächtige Rolle der Aufmerksamkeit dabei, den Geist, der von endlosem Grübeln, Katastrophenszenarien oder Angst überrollt wird, im Augenblick zu verankern, erweist sich als eine der wichtigsten Stützen, die dem Menschen von Natur aus zur Verfügung stehen. Nachdem diese Fähigkeit gefestigt wurde, begleitet das Buch durch die unzähligen Schwierigkeiten, welche die Erfahrung von Krebs mit sich bringt, und zeigt Wege auf, wie Achtsamkeit in eine mitfühlende, kompetente Art, für sich selbst zu sorgen, integriert werden kann.

Das MBCR-Programm ist deshalb so wirksam, weil es sich auf die ganze Person konzentriert, nicht nur auf die Krebsdiagnose. In einer logischen Modulstruktur beschäftigen sich einzelne Kapitel mit den Nebenwirkungen der somatischen Behandlung, wie Haarausfall, Erschöpfung und Schmerzen; andere beschreiben verständlich, wie Achtsamkeit helfen kann, die täglichen Herausforderungen wie Stress, Isolation und Veränderungen der Selbstwahrnehmung zu bewältigen. Der rote Faden durch das Buch markiert Achtsamkeit als den besten Ausgangspunkt, um sich mit den eigenen Bedürfnissen zu beschäftigen – das Ergebnis dieser Beschäftigung kann allerdings nicht garantiert werden. Illustrationen der verschiedenen Achtsamkeitsübungen – formell oder informell, still sitzend oder in Bewegung, für einen längeren Zeitraum oder nur kurz – verstärken die Flexibilität, die diesem Ansatz innewohnt und senken die Barrieren vor seiner Umsetzung.

Die erste Zeile in Kapitel 1 des Buches stellt die Frage: «Wie kann Achtsamkeit helfen, mit Krebs umzugehen?» In *Achtsamkeit in der Krebsnachsorge* finden die Leser eine Antwort, die sowohl greifbar als auch entwicklungsfähig ist. Indem sie den funktionierenden Grat zwischen dem, was kurzfristig gebraucht wird, und dem, was langfristig möglich ist, aufzeigen, haben Carlson und Speca eine wertvolle Ressource für mitfühlende und hellsichtige Pflege geschaffen, einen Begleiter auf einer der schwierigsten Reisen zur Gesundheit, die wir möglicherweise je unternehmen werden.

— Zindel V. Segal, Ph.D.
Cameron-Wilson-Lehrstuhl für Depressionsforschung
Professor der Psychiatrie, University of Toronto

Teil I
Der Bühnenaufbau

1 Achtsamkeit und Krebs

Wie kann Achtsamkeit helfen, mit Krebs umzugehen? Die Antwort auf diese Frage ist die Grundlage dieses Buches. Wenn Sie diese Seiten lesen, sind Ihnen vermutlich schon einige der Initiationsriten begegnet, die Menschen in Krebsbehandlung, ihre Angehörigen und Freunde erleben, etwa der Schrecken der Diagnose, der Wirbelsturm von Untersuchungen und Behandlungen, Wartezimmer, Untersuchungen, Medizinerlatein und Angst vor Schmerz, Leid und Verlust. Vielleicht haben Sie auch schon bestimmte Vorstellungen davon oder wollen einfach mehr darüber erfahren, wie Achtsamkeit oder Meditation Ihnen im Umgang mit Krebs helfen können. Wir bieten Ihnen Achtsamkeit nicht als Heilmittel für Ihre Krankheit an. Sie ist vielmehr eine Möglichkeit, Ihr Leben zu bereichern, Ihnen den Kampf mit Symptomen und Nebenwirkungen zu erleichtern und Ihre Lebensqualität zu steigern. Achtsamkeit kann außerdem die Leistung Ihres Immunsystems verbessern und dazu beitragen, schädliche Konzentrationen von Stresshormonen in Ihrem Körper abzubauen – Veränderungen, von denen Sie nur profitieren können.

Unser Verständnis von Achtsamkeit zur Unterstützung der Heilung beruht auf mehr als zehn Jahren Erfahrung mit Tausenden von Menschen in Krebsbehandlung, ihren Angehörigen und Freunden sowie unserer persönlichen Erfahrung mit dem Praktizieren von Achtsamkeit. Krebs kann eine zutiefst einsame Erfahrung sein, und obwohl jeder Mensch den Krebs auf einzigartige Weise erlebt, bieten wir Ihnen dennoch die Weisheit einer uralten Tradition an, die sich für viele Menschen wie Sie als hilfreich erwiesen hat, die unter ihrer eigenen Krebsdiagnose oder der von Angehörigen oder Freunden litten.

Aufbau des Buches

Wir möchten mit Ihnen teilen, was Achtsamkeit unserer Meinung nach bieten kann als Weg, sich mit Krebs auseinanderzusetzen und den Heilungsprozess zu fördern. Zudem ist Achtsamkeit als Lebensweise an sich unendlich bereichernd. Die Achtsamkeitspraxis ermutigt Sie, der Welt und Ihrem Leben zu begegnen, wie sie sich im gegenwärtigen Augenblick entfalten, wie sie jetzt sind. Sie können größere Bewusstheit, ein Gefühl für das Wunderbare, Freude und Dankbarkeit in jeden Augenblick Ihres Lebens einbringen. Die Übungen zeigen Möglichkeiten des Wachstums und der psychischen Heilung auf, welche die Kehrseite der traumatischen Erfahrungen mit Krebs sind, die Sie vielleicht machen mussten.

In diesem Buch stellen wir Ihnen die Methoden vor, die wir in unserem Programm Krebs bewältigen mit Achtsamkeit (Mindfulness-Based Cancer Recovery [MBCR]) lehren – so detailliert, dass Sie danach Ihre eigene tägliche Praxis entwickeln können. MBCR ist unsere Bezeichnung für ein achtwöchiges Programm mit vielen Facetten, das mit dem Programm Mindfulness-Based Stress Reduction (MBSR) von Jon Kabat Zinn am University of Massachusetts Medical Center nah verwandt ist. Dieses Programm wird dort seit 1979 praktiziert und hat seitdem Tausenden sehr unterschiedlichen Patienten geholfen. Anfangs haben wir unser Programm für Menschen in Krebsbehandlung unabhängig davon entwickelt, auf der Grundlage unserer eigenen Erfahrung mit Meditation und Yoga, um einen Bedarf zu decken, den wir in unserem hiesigen Krebszentrum erkannten. Wir erfuhren bald von Jon Kabat Zinns Programm und passten unser Format seinem an.

Das taten wir einerseits, um unsere Methode zu standardisieren und die Programme für Forschungszwecke besser vergleichbar zu machen. Wir wollten aber auch, dass die Teilnehmer an unserem Programm von den Erfahrungen profitierten, die bei der Entwicklung und Erprobung von MBSR in Massachusetts gemacht wurden. Wir haben unser MBCR-Programm mit einem Schwerpunkt auf der Forschung weiterentwickelt, um die Wirkung von Achtsamkeit besser zu verstehen und sicherzustellen, dass das Programm für Menschen in Krebsbehandlung in unserem Zentrum geeignet ist. In den folgenden Kapiteln führen wir Sie Schritt für Schritt durch das Programm, erzählen Ihnen von einigen der vielen Menschen, die an unseren Gruppen teilgenommen haben, und bieten spezifische Anleitungen für eine Reihe verschiedener Meditationsübungen.

Wir beschäftigen uns auch mit drei grundlegenden Fragen: Was ist über den komplexen Zusammenhang zwischen Stress und Krankheit bekannt? Spielt Krebs eine Rolle bei der Entstehung von Krebs und wenn ja, welche? Kann Stressabbau dazu beitragen, die Ergebnisse bei Menschen in Krebsbehandlung zu verbessern? Kann sie die Lebensqualität steigern?

Wir betrachten zuerst die uralten Wurzeln der Achtsamkeit sowie die Eignung von Achtsamkeitsübungen für den modernen Alltag. Wir untersuchen den Wert von Achtsamkeit im Umgang mit spezifischen krebsbezogenen Problemen, zum Beispiel Schlafstörungen, Schmerzen, Erschöpfung, Stresssymptome, Angst und Sorge um die Zukunft. Wir beschreiben eine große Anzahl von Vorteilen, die Achtsamkeitsübungen mit sich bringen können, von der Reduktion spezifischer Symptome bis hin zu Möglichkeiten, sich selbst zu verändern, Ihre Beziehungen und die Welt, die wir gemeinsam gestalten. Wir wünschen Ihnen, dass Sie aus diesem Buch nicht nur etwas über Achtsamkeit lernen, sondern auch in die Lage versetzt werden, sie direkt und täglich in Ihrem Leben anzuwenden. Wir hoffen, dass Sie Ihre Krebserfahrung nicht nur überleben, sondern durch das Geschenk der Achtsamkeit Wege finden, über sie hinauszuwachsen.

Die Krebs-Erfahrung

Teezeremonie
Sie servieren Tee im Krebszentrum
in dünnen Porzellantassen
mit gewelltem Rand
und zarten rosa Blüten
wie die Tassen deiner Grossmutter
vor langer Zeit
als du gerade erst
hinauszogst
ins Leben

Dieser lange, dunkle Korridor Krebs
fühlt sich an wie das Ende
von allem

Du wartest
den Blick gesenkt
deckst den Schmerz deines Selbst zu,
hüllst deinen Körper
in den kalten Trost
der Angst

Du hörst den Teewagen ehe
du ihn siehst
die leise, zarte Musik
der Teetassen und silbernen Löffel
auf den Untertassen

Nimm die Tasse an
probiere den Tee
als ob es der erste wäre

Dies ist dein neues Leben
Trinke es

— Shaun Hunter

Dieses Gedicht wurde von einer Teilnehmerin an unserem Achtsamkeitsprogramm geschrieben und beschreibt treffend die Angst und den Schrecken nach einer Krebsdiagnose, aber auch die Möglichkeiten der Entdeckung, die in der Krebserfahrung liegen. Im Laufe unseres Lebens kommen wir wahrscheinlich alle einmal mit Krebs in Berührung, sei es, weil wir selbst erkranken oder aber ein Angehöriger oder anderer lieber Mensch. Von Anfang an fürchten wir alle, die Worte zu hören: «Sie haben Krebs.» Wie auch immer Ihre erste Reaktion auf diese Diagnose ausgefallen sein mag – Sie werden im Anschluss daran nicht viel gehört haben. Vielleicht rasten Ihre Gedanken vor Angst und Sorge, zeigten Bilder Ihrer allein zurückbleibenden Kinder oder von schmerzhaften, entstellenden Therapiemethoden. Wahrscheinlich haben Sie als Nächstes einen wahren Sturm von Tests und Therapien ertragen, von Wartezimmern, Nadeln, Medizinerlatein und ständiger Angst.

Ob Sie die Person waren, bei der Krebs festgestellt wurde, oder jemand aus Ihrer Familie oder dem Freundeskreis – diese Erfahrung hat Sie vermutlich tief berührt.

Eine Krebsdiagnose bringt viele Herausforderungen mit sich. Von Anfang an ist es nicht leicht, die Folgen und möglichen Ergebnisse zu verstehen, selbst für ausgebildete Onkologen (Ärzte, die sich auf Krebs spezialisiert haben). Vielleicht konnten sie Ihnen Ihre Überlebenschance nicht genau sagen. Möglicherweise wurden Ihre Gedanken und Gefühle überrannt von Fragen wie: «Was ist, wenn ich es nicht schaffe?» Immer wieder sehen wir unterschiedliche Darstellungen von Krebspatienten in den Medien – von dem, der durch reine Willenskraft über alles triumphiert (Lance Armstrong zum Beispiel), oder aber von den hilflosen, verzweifelten Opfern von Schmerz, Verlust und Leid. Sie sind vielleicht unsicher, zu welcher Gruppe Sie gehören, und haben das Gefühl, Achterbahn zu fahren, auf einer wilden, verstörenden Fahrt mit extremen Höhen und Tiefen zu sein.

Nach der Bestätigung der Diagnose mussten Sie wahrscheinlich schwierige Entscheidungen über die Behandlung treffen, aufgrund der Informationen, die Sie zur Verfügung hatten, die vielleicht begrenzt und schwer verständlich waren. Studien bieten statistische Daten zur Prognose und Wirksamkeit der Behandlung bezogen auf große Gruppen, aber es gibt keine Möglichkeit, im Voraus zu wissen, wie sich die Sache für Sie entwickeln wird, und diese Unsicherheit kann Sie schier um den Verstand bringen. Diagnostische Tests und Behandlungen können anstrengend sein und bergen selbst Risiken. Ihr Alltag bei der Arbeit, in der Schule oder der Familie wurde wahrscheinlich für einige Zeit auf den Kopf gestellt, und vielleicht hatten Sie deshalb mit finanziellen Schwierigkeiten zu kämpfen. Ihre Lebenspläne und -erwartungen hatten sich eventuell radikal geändert oder wurden aufgeschoben, weil Sie sich im Alltag darauf konzentrierten, einen Weg durch die Schrecken und Wirren einer Krebserkrankung zu finden. Vielleicht fällt es Ihnen manchmal schwer, einen Weg zur Genesung und zurück ins normale Leben zu sehen.

Therapien wie Operationen, Chemotherapie oder Bestrahlung bringen oft Nebenwirkungen und Symptome mit sich. Wenn Sie wegen Krebs operiert wurden, leiden Sie vielleicht unter Schmerzen und anderen Beschwerden und konnten sich nach der OP nicht mehr frei bewegen. Extreme Erschöpfung und Übelkeit, Haarausfall und der daraus folgende Knick in Selbstbewusstsein und Identität begleiten oft die Chemotherapie. Manche Menschen verlieren den Geruchs- und Geschmackssinn sowie den Appetit. Bestrahlungen können in dem behandelten Bereich Empfindlichkeit und Verbrennungen hervorrufen. Dazu kommen die Schwierigkeiten, täglich zur Behandlung zu erscheinen, was zu Erschöpfung und Geldsorgen beiträgt.

Wenn die Behandlung abgeschlossen ist, erwarten die Leute vielleicht von Ihnen, dass Sie glücklich und zufrieden sofort in Ihr normales Leben zurückkehren. Aber gerade dann fühlen Sie sich vielleicht vom System und Ihrem Behandlungsteam im Stich gelassen und stehen an einem Scheideweg in Ihrem Leben: Wie weiter? Vielleicht leiden Sie noch immer unter Erschöpfung, die nach einer harten Behandlung bis zu ein Jahr dauern kann, und wissen dadurch fast nichts mit Ihrer Zeit anzufangen. Wenn Sie erwartet haben, jetzt voller Energie und froh über Ihr Leben zu sein, fühlen Sie sich viel-

leicht enttäuscht, wenn es nicht so ist. Ihre Freunde und Angehörigen ihrerseits wirken vielleicht, als wollten sie nichts mehr von Ihrem Krebs hören und wollen einfach Ihr «altes Ich» wiederhaben. Wenn Sie jemanden unterstützen, der an Krebs leidet, sind Sie vielleicht enttäuscht, dass es so lange dauert, sich von der Behandlung zu erholen. Alle Beteiligten machen sich vielleicht Sorgen, dass der Krebs wiederkommen könnte; und was dann?
Aber die Möglichkeit, dass Sie Ihr Leben oder einen geliebten Menschen verlieren, kann auch daran erinnern, wie kostbar, verletzlich und schön das Leben ist. Für vielen von uns rückt eine Krebsdiagnose das früher vage und fernliegende Wissen um den Tod in eine erschreckende, greifbare Nähe. Dieses größere Bewusstsein der Sterblichkeit kann lähmen, aber auch ein wertvoller Katalysator für Veränderungen sein. Eine Krebsdiagnose kann zum Ausgangspunkt für Selbstbetrachtung, Erkenntnis und Wachstum werden. Sie ist vielleicht die entscheidende Gelegenheit, das Leben anders, bewusster zu leben und dadurch reicher und authentischer als zuvor. Der ernüchternde Weckruf, den eine Lebenskrise darstellen kann, erklingt vielleicht nie klarer als nach einer Krebsdiagnose. Wir haben viele Menschen gesehen, die den Wendepunkt Krebs (Freistellung von der Arbeit, Bereitschaft, Neues auszuprobieren, Wertschätzung jedes Augenblicks) als Chance genutzt haben, um zu lernen, wie sie in jedem Augenblick ihres Lebens präsenter sein können. Die Wirkung dieser einfachen Übung achtsamer Anwesenheit – das Ablegen von Traurigkeit und Reue über die Vergangenheit und von Sorge und Angst vor der unbekannten Zukunft – kann tief greifend sein. Gelassenheit und freudige Klarheit des Geistes sind Wegweiser, die Ihnen auf diesem Weg begegnen.

Wir laden Sie ein, sich zurückzulehnen, tief durchzuatmen und die Welt der Achtsamkeit zu erkunden, die Ihnen nicht nur helfen kann, die Herausforderungen eines Lebens mit Krebs besser zu bewältigen, sondern auch Dimensionen von Weite und Freiheit von Leid eröffnet, von denen Sie bisher nichts wussten.

Was ist Achtsamkeit?

Überlegen Sie, was Ihr Geist normalerweise tut. Manchmal hält er sich in der Vergangenheit auf, wiederholt frühere Erlebnisse, stellt Entscheidungen infrage, die Sie getroffen haben, grübelt darüber, wie Ihr Leben anders aussehen könnte. Vielleicht fragen Sie sich: «Warum musste ich Krebs bekommen? Warum ich? Wenn nur dies oder jenes geschehen/nicht geschehen wäre, wäre vielleicht alles anders gekommen.» Das macht Sie traurig, wütend, enttäuscht oder reuevoll. Leider können Sie die Vergangenheit nicht ändern, ebenso wenig daran, dass Sie jetzt in der Situation sind, sich mit Krebs befassen zu müssen. Diese Art zu denken führt nur zu mehr Kummer, aber sie ist schwer zu kontrollieren. Vielleicht eilt Ihr Geist auch voraus, mit Gedanken, Sorgen und Plänen über alles, was schiefgehen könnte: *Was ist, wenn der Krebs wiederkommt? Kann ich die Rechnungen bezahlen? Wie gehe ich mit dieser schwierigen Ärztin um, wenn ich noch einmal zu ihr muss?* Diese Art zu denken führt zu noch mehr Sorgen, Angst und körperlichen Spannungen. Aber im Augenblick sind diese Zukunftsszenarien reine Fantasie, die Ihr aktiver Geist entwickelt. Mark Twain wird der Spruch zugeschrieben: «Mein Leben war eine Reihe von Tragödien, die meisten sind nie geschehen.»

Während Sie also über die Vergangenheit grübeln, sich über mögliche zukünftige Risiken Sorgen machen oder sich einfach in einem Labyrinth aus gegensätzlichen Gedanken und Fragen verlieren, verpassen Sie die einzige Zeit, in der Sie tatsächlich leben können: die Gegenwart. Wenn Sie darüber nachdenken, stellen Sie fest, dass alles nur in der Gegenwart passiert. Grübeln über die Vergangenheit oder sich Sorgen machen über die Zukunft geschieht jetzt, aber während Sie das tun, verpassen Sie all das andere, das auch jetzt ist: eine Unterhaltung mit einem Freund, eine blühende Blume, ein blauer Himmel, eine kühlende Brise. Sie verpassen auch Signale, die Ihr Körper Ihnen schickt: Spannungen in Schultern und Nacken, ein harter Bauch, Sättigung oder Hunger – Informationen, die Ihnen helfen, die Bedürfnisse Ihres Körpers zu erfüllen. Wenn Sie nicht ganz im

Jetzt leben können, im gegenwärtigen Augenblick, wann können Sie es denn? Es gibt keine andere Zeit zum Leben als jetzt, und egal, welche schwierigen Dinge in der Vergangenheit geschehen sind oder in der Zukunft noch kommen, im gegenwärtigen Augenblick sind sie oft genau richtig oder zumindest recht erträglich. Wie John Newton sagte: «Wir kommen ganz gut zurecht, wenn wir an jedem Tag die Last annehmen, die zu ihm gehört. Aber die Last wird zu schwer für uns, wenn wir die Bürde von gestern heute noch einmal tragen, und dann die Last von morgen hinzunehmen, ehe wir sie tragen müssen.»

Menschen mit Krebs haben uns erzählt, wie sie nach der Diagnose Freunde trafen, die Dinge sagten wie: «Du siehst aber gut aus.» Das kommt ziemlich oft vor, sodass eine Patientin Buttons mit diesem Spruch herstellen ließ als eine Art Insiderwitz, den sie mit ihrer Gruppe teilte. Wie sollte sie sonst auch aussehen? Die größte Veränderung, die zwischen dem Tag vor der Diagnose und dem danach eintritt, hat mit der Bedeutung der Diagnose für die Zukunft zu tun, und dort regiert der Verstand.

Wenn Sie in Ihrem Leben präsent sind, während es sich tatsächlich abspielt, fällt anscheinend viel von der Angst um Zukunft und Vergangenheit einfach weg. Auch wenn es unglaublich erscheint, ist das auch in einer Lebenskrise wie Krebs möglich.

Die folgende Geschichte haben wir von einer Meditationsveranstaltung mit Jon Kabat-Zinn gehört, dem Begründer des MBSR-Programms: Im Meditationsraum hing eine große Uhr an der Wand. Er verdeckte sie mit einem Schild, auf dem stand: «JETZT». Es ist zu jeder Zeit jetzt; mehr brauchen Sie nicht zu wissen. Achtsamkeit ist also eine Lebensweise, bei der Sie im gegenwärtigen Augenblick wach und bewusst sind. Sie umfasst auch die Art, wie Sie aufmerksam sind, den Haltungsbestandteil der Achtsamkeit. Sie sind auf nicht urteilende, annehmende, offene, neugierige Art aufmerksam. Mit dieser Haltung können Sie lächelnd den Kopf schütteln – als ob Sie einem niedlichen jungen Hund beim Spielen zuschauten –, wenn Ihre Gedanken abschweifen, anstatt sich im Geist mit einem Stock zu schlagen. Achtsamkeit ist also ganz einfach: Seien Sie aufmerksam für das, was im gegenwärtigen Augenblick geschieht; lassen Sie es von selbst kommen und wieder weggehen, versuchen Sie nicht, etwas zu ändern; seien Sie mit den Dingen, wie sie sind. Das ist zwar unkompliziert, aber keineswegs leicht umzusetzen. Viele Menschen verbringen ihr ganzes Leben damit, diese Fähigkeiten weiterzuentwickeln. Man sagt, ein Weg von tausend Meilen beginne mit einem Schritt; was diese besondere Reise angeht, wollen wir nur hinzufügen: Die beste Zeit ist jetzt!

Die Wurzeln der Achtsamkeit

Wir haben schon einiges über Achtsamkeit gesagt, aber wenig über Meditation und den Zusammenhang zwischen den beiden. Es gibt zwar viele verschiedene Meditationsformen, aber die meisten haben gemeinsam, dass sie das Bewusstsein auf einen bestimmten Gegenstand oder Aspekt des Erlebens lenken. Ganz grundsätzlich bedeutet Meditation, einer Sache besondere Aufmerksamkeit zu widmen und diese Aufmerksamkeit über längere Zeit zu halten. Als Gründe für diese besondere Aufmerksamkeit gelten unter anderem das Entwickeln der Konzentration und geistigen Stabilität, günstige Bedingungen für Ruhe oder Frieden zu schaffen und mehr Einsicht, Verständnis und Mitgefühl zu entwickeln.

Meditationsmethoden, die die Achtsamkeit betonen, lehren uns, die Fähigkeit des Geistes zu Aufmerksamkeit, Beobachtung und Wissen nicht nur auf äußerliche und körperliche Erfahrungen zu richten, wie sie durch die Sinne vermittelt werden, sondern auch auf die Aktivitäten des Geistes selbst. Durch diese Übung können wir genauer erfahren, wie unser Geist funktioniert, welche Rolle er dabei spielt, unsere Erfahrungen zu erschaffen und zu gestalten, und wie er zu Gesundheit und Heilung beitragen kann. Dieses direkte Wissen, wie die Dinge funktionieren, ist ein unschätzbarer Vorteil, wenn es darum geht, die Herausforderungen der Krankheit zu meistern.

Lange vor der Entwicklung moderner wissenschaftlicher Methoden versuchten die Menschen das Wesen der Realität mit einfachen

Werkzeugen wie Beobachtung, Analyse und geistiger Betrachtung zu verstehen. In Indien, auf der Himalaya-Hochebene und im alten China entwickelten sich verschiedene philosophische Traditionen, die sich systematisch mit wichtigen Fragen auseinandersetzten, die auch für uns heute noch relevant sind. Dazu gehören die Fragen nach den Ursachen von Gesundheit und Krankheit und nach dem Wesen des menschlichen Leids.

Yoga und Buddhismus, zwei nah verwandte Traditionen, entwickelten Theorien über den Geist und Meditationsübungen, die unsere heutigen Probleme genauso klar ansprechen wie die in Südasien vor zweieinhalb Jahrtausenden. Für diejenigen, die die Geschichte von der Erleuchtung Siddhartha Gautamas noch nicht kennen, der daraufhin der historische Buddha, «der Erwachte», wurde, erzählen wir sie hier kurz nach.

Der Tradition zufolge war Siddhartha der Sohn einer einflussreichen Familie und wurde wie ein Prinz erzogen. Bei seiner Geburt wurde prophezeit, dass er entweder ein großer König oder ein Heiliger werden würde. Sein Vater wollte, dass sein Sohn König würde, und sorgte dafür, dass Siddhartha von allem Wissen über menschliches Leid, Krankheit, Alter, Tod und religiöse Lehren ferngehalten wurde, das ihn zu spirituellen oder philosophischen Fragen hätte anregen können. Trotz seiner Mühe traf Siddhartha mit neunundzwanzig Jahren einen alten Mann und erfuhr, dass jeder Mensch einmal alt und gebrechlich wird. Das erschreckte den jungen Prinzen, trieb ihn aber auch dazu an, die Welt weiter zu erkunden; dabei stieß er auch auf Krankheit und Tod. Er beschloss, sein enges Heim zu verlassen und für sechs Jahre das Leben eines wandernden Heiligen zu führen, Almosen zu erbetteln und extreme Askese zu üben, zu fasten und lange Strecken zu gehen, was ihn schließlich an die Schwelle des Todes brachte.

Da beschloss er, seinen Weg zu überdenken, denn er sah keinen Wert in dieser extremen Selbstaufopferung. Er erinnerte sich an ein Erlebnis aus seiner Kindheit, als er unter einem Baum sass und zuschaute, wie sein Vater eine Zeremonie zum Beginn der Wachstumsperiode durchführte. Während er friedlich den Tag genoss, war er spontan in einen ruhigen, heiteren Zustand geraten. Jetzt fragte er sich, ob dieses lange zurückliegende Erlebnis ein Schlüssel zu dem Verstehen sein konnte, das er suchte. Er folgte dieser Spur und entschied sich für «den Mittelweg», einen Weg, der die Extreme von Selbstverwöhnung wie von Selbstverleugnung meidet. Indem er seine Meditation begann und vertiefte, gelangte er zum vollen Verständnis der Ursachen von menschlichem Leid und des Weges, es zu beenden, was der Kern seiner Lehre wurde.

Wir erzählen diese Geschichte, weil wir den Quellen der Methoden, die wir mit Ihnen teilen, dankbar sind. Wir möchten aber klarstellen, dass Sie nicht dem Buddhismus anhängen oder auch nur viel über ihn wissen müssen, um an dem Programm teilzunehmen, das wir hier vorstellen. Es ist mit vielen Weltanschauungen vereinbar. Die meisten spirituellen und religiösen Traditionen enthalten eine Form von Meditation oder Achtsamkeit in ihren überlieferten Praktiken. Die Methode, die wir beschreiben, ist ganz und gar weltlich; damit meinen wir nicht, dass wir Religion oder Spiritualität ablehnen, sondern dass wir alle Glaubenstraditionen annehmen können. An unserem Programm haben Menschen mit sehr unterschiedlichem Hintergrund teilgenommen, und es gelang ihnen, diese Methoden an ihr jeweiliges Glaubenssystem anzupassen.

Dieses Programm basiert zwar auf Praktiken mit uralten Wurzeln, trotzdem sollten Sie nicht unhinterfragt alles annehmen, was wir weitergeben. Es ist unser Ziel, diese Methoden und den ganzen Ansatz anhand wissenschaftlicher Prinzipien zu überprüfen, und wir hoffen, dass Sie auch auf persönlicher Ebene die Übungen in Ihrem Leben auf die Probe stellen. Vielleicht hilft es sogar, mit einer gesunden Skepsis an die Sache heranzugehen. Wir erwarten, dass Sie durch Erfahrung feststellen, wie wir es getan haben, dass nur Versuch klug macht.

Entwicklung von Achtsamkeit in der Krebsnachsorge

Vielleicht ist es hilfreich, wenn wir etwas genauer erzählen, wie unser Programm zustande kam. 1995 hatte ich (Michael) einige wenige Jahre Berufserfahrung als Psychologe und arbeitete in einem gut besuchten Krebsbehandlungszentrum in Calgary in Alberta. Eines Tages saß ich mit zwei Kollegen beim Mittagessen in der Krankenhauskantine und wir redeten über die Arbeit, meist die psychologische Beratung und Unterstützung von Menschen in Krebsbehandlung und ihren Angehörigen.

Während wir mit Ehrfurcht und Respekt davon sprachen, vor welche enormen Herausforderungen Menschen in Krebsbehandlung stehen und wie sie diese überwinden, äußerten wir auch unsere Dankbarkeit für die Möglichkeit, diese Art Arbeit zu tun. Schließlich gelangten wir zu der Einsicht, dass diese Arbeit auch uns etwas kostete.

Eine Beziehung zu den Menschen aufzubauen, mit denen wir arbeiteten, bedeutete, ihre Verluste und ihren Kummer ebenso zu teilen wie ihre Fortschritte. Diese Erfahrung verstärkte auch das Bewusstsein unserer Verletzlichkeit. Unser Gespräch drang immer weiter in die Tiefe, und wir stellten fest, dass wir noch etwas gemeinsam hatten. Wir alle drei nutzten in irgendeiner Form Meditation und Yoga, um mit den Belastungen unseres Lebens fertigzuwerden. Wir kamen auf den Gedanken, dass auch unsere Patienten von solchen Übungen profitieren könnten, auf andere Weise als von der Beratung. Wir fragten uns, ob wir ein Programm anbieten könnten, in dem wir das weitergaben, was wir durch eigene Meditationserfahrungen gelernt hatten. Wie würde das ankommen in dem sehr technischen und bürokratischen Umfeld unseres Arbeitsplatzes?

Von diesem Zeitpunkt an begannen wir, das Programm zu entwickeln. Wir flickten Teile der Yoga- und Meditationsübungen zusammen, die wir kannten, und verbanden sie mit dem, was wir aus unserer medizinischen Ausbildung über Stress und Psychosomatik wussten. Daraus schufen wir ein Arbeitsbuch für die Teilnehmer. Es enthielt ungefähr zu gleichen Teilen Yoga, auch Yoga-Atemübungen, und eine Reihe von Meditationstechniken, darunter Achtsamkeitsmeditationen. Während der ersten paar Durchläufe dieses Programms sammelten wir am Ende der siebenwöchigen Laufzeit schriftliches Feedback von allen Teilnehmern ein und nutzten diese Informationen, um unsere Methode zu verfeinern. Das Angebot wurde schnell bekannt, und wir hatten keine Schwierigkeiten, unsere Gruppen zu füllen.

Inzwischen hörten wir auch von Jon Kabat-Zinn und seiner MBSR-Methode. Wir entwickelten großen Respekt vor der Sensibilität und Gründlichkeit, mit der er seine Arbeit in dem Buch «Gesund durch Meditation. Full Catastrophe Living. Das vollständige Grundlagenwerk» (Kabat-Zinn, 1990) beschrieb, und wir empfahlen es allen unseren Patienten. Um etwa diese Zeit, 1996 bis 1997, begannen wir eine offizielle Untersuchung und verglichen die Veränderungen im Lauf der Zeit bei Patienten, die zufällig entweder unserem Achtsamkeitsprogramm oder einer Warteliste – als Kontrollgruppe – zugeteilt wurden, und Linda schloss sich unserem Team als Klinikerin und Forscherin an. Erfreulicherweise bestätigten die Ergebnisse der Studie unseren Eindruck vom Wert unserer Methode und die positiven Berichte der Teilnehmer.

Die Ergebnisse wurden in der Fachzeitschrift Psychosomatic Medicine im Jahr 2000 (Speca et al., 2000) veröffentlicht und seitdem Hunderte von Malen in der wissenschaftlichen Literatur zitiert. Wir waren die ersten, die systematisch Achtsamkeitsmeditationen bei Menschen mit Krebs evaluierten, und selbst überrascht vom Umfang der Fortschritte bei den Menschen, die an dem Programm teilnahmen im Vergleich zu jenen auf der Warteliste. Im Allgemeinen litten Menschen, die am Programm teilnahmen, insgesamt 65 Prozent weniger an Befindlichkeitsstörungen wie Angst, Depressionen und Wut (Speca et al., 2000). Sie fühlten sich außerdem kräftiger, weniger erschöpft und verwirrt. Stresssymptome waren bei ihnen um 35 Prozent reduziert, darunter geringere Muskelspannung, Magen- und Darmprobleme, nervöse Erregung; hinzu kam eine Verringerung der Reizbarkeit und gewohnheitsmäßiger Stressreaktionen wie Schlafprobleme oder übermäßiges Essen und Trinken (ibid.). Diese Vorteile hielten bis zu sechs Monate an (Carlson et al., 2001). Wir führten noch viele weitere Studien durch, die Sie online einsehen können, aber das war der Beginn der Geschichte von Achtsamkeit in der Krebsnachsorge, die heute noch weitergeht.

Ist Achtsamkeit etwas für Sie?

Unser Ziel in diesem Buch ist, Wege aufzuzeigen, von denen wir erlebt haben, dass Sie Ihnen helfen können, achtsamer mit Ihren Erfahrungen umzugehen und auf Stressfaktoren geschickt und positiv zu reagieren. Wir werden erst das MBCR-Programm vorstellen und dann die wichtigsten Begriffe zur Achtsamkeit sowie Übungen einführen, mit deren Hilfe Sie nach und nach die Fähigkeit entwickeln, aufmerksam im gegenwärtigen Augenblick zu sein. Sie können natürlich einfach das Buch lesen und es dabei belassen; wahrscheinlich würde es Ihnen gefallen. Andererseits ist der Sinn von Übungen genau das – Üben. Wenn Sie nicht regelmäßig üben, werden Sie wahrscheinlich keine wesentlichen Veränderungen in Ihrem Leben bemerken. Deshalb stellen wir Ihnen diese Aufgabe: Können Sie jeden Tag etwas Zeit für sich selbst reservieren, nur für Ihre Gesundheit und Ihr Wohlbefinden? Können Sie dem Vorrang einräumen, wenigstens für eine angemessene Probezeit? Wenn Sie mit offenem Verstand und offenem Herzen an die Übungen herangehen und unsere Vorschläge ausprobieren, können erstaunliche Dinge geschehen. Wenn Sie skeptisch sind, ist das in Ordnung. Bitte probieren Sie das Programm aus und beobachten Sie, was geschieht. Mit den Worten des Buddha:

Glaube nicht an etwas, nur weil du es gehört hast.

Glaube nicht an etwas, nur weil es von vielen weitererzählt wird.

Glaube nicht an etwas, nur weil es in den Büchern deiner Religion geschrieben steht.

Glaube nicht an etwas, nur weil deine Lehrer und Ältesten es sagen.

Glaube nicht an Traditionen, nur weil sie seit Generationen überliefert sind.

Aber wenn du beobachtet und analysiert hast, wenn du feststellst, dass etwas dem gesunden Menschenverstand entspricht

und zum Wohl und Vorteil eines Einzelnen und von vielen beiträgt, akzeptiere es und lebe danach.

2 Stress und Krebs

Gewähre mir, dass ich die passenden Schwierigkeiten und Leiden finde auf dieser Reise, damit mein Herz wahrhaftig erwachen kann und meine Übung in Befreiung und umfassendem Mitgefühl wahrhaftig erfüllt wird.

— Traditionelles Gebet aus Tibet

Wenn Menschen mit Krebs hören, dass wir ein Programm zur Stressreduktion anbieten, fällt ihnen oft als Erstes ein, dass Stress ihren Krebs ausgelöst haben könnte, dass vielleicht alles ihre Schuld war und es deshalb jetzt ihre Aufgabe ist, den Krebs zu besiegen, indem sie ihre Art mit Stress umzugehen verändern. Diese Sichtweise von Krebs ist nicht zutreffend und unserer Meinung nach auch nicht hilfreich. Ist es nicht schlimm genug, dass Sie diese Krankheit überhaupt haben? Das Letzte, was Sie jetzt noch brauchen, sind Schuldgefühle. Trotzdem können Sie etwas tun, das Ihnen hilft. In diesem Kapitel liefern wir Ihnen ein paar Hintergrundinformationen über Stress: was das ist, sein Zweck, wie Sie ihn feststellen und dazu einen gründlicheren Überblick, ob und in welchem Maß Stress oder andere psychische Faktoren eine Rolle bei der Entstehung und Entwicklung von Krebs spielen. Wir wollen die wissenschaftlichen Fakten weder zu stark vereinfacht darstellen, noch uns in Details verlieren. Wählen Sie das aus, was in dieser Diskussion hilfreich ist, und nehmen Sie es als Ausgangspunkt, um zu tun, was Sie können, um Ihre Lebensqualität im Hier und Jetzt zu verbessern, ganz gleich, womit Sie es zu tun haben.

Die Stressreaktion

Zu verstehen, was in Ihrem Körper geschieht, wenn Sie eine Situation als stressig wahrnehmen, ist sehr wichtig, damit Sie bemerken können, wenn das geschieht; dann können Sie auch lernen, die Stressreaktion abzuschalten, wenn sie unnötig ist und Ihnen nicht hilft. Vielleicht haben Sie von der Wahl «Kampf oder Flucht» gehört. Das bezieht sich auf den heftigen Energieschub, den Sie empfinden, wenn Sie in echte Gefahr geraten, z. B. wenn Sie fast in einen Autounfall verwickelt werden. Ihr Herz rast, Sie atmen schneller, vielleicht bricht Ihnen der kalte Schweiß aus, und Sie merken, wie sich Ihr Magen umdreht. Ihr Körper bereitet sich darauf vor, die Gefahr abzuwehren oder an einen sicheren Ort zu fliehen. Dieses System der Erregung ermöglicht es uns, auf akut lebensbedrohliche Situationen effektiv zu reagieren. Es beruht auf einer komplexen Abfolge von Ereignissen, in denen Nerven und Hormone eine Rolle spielen. Wenn Sie eine Gefahr wahrnehmen, schickt Ihr Gehirn sofort Signale an das Nerven- und Hormonsystem, die dafür sorgen, dass im Körper verschiedene Stoffe ausgeschüttet werden, zum Beispiel Adrenalin, auch Epinephrin genannt, von dem Sie sicher schon gehört haben.
Diese Stoffe lösen verschiedene Symptome aus, die Teil der Stressreaktion sind: erhöhter Blutdruck, beschleunigter Puls- und Herzschlag, das Abfließen von Blut vom Rumpf zu den Gliedern (um schnelles Rennen zu ermöglichen), geschärfte Aufmerksamkeit und besseres Sehen (um die Gefahr besser zu erkennen) sowie ein Stopp der alltäglichen Vorgänge wie der Verdauung (das kann warten, bis wieder Ruhe eingekehrt ist). Die Stressreaktion betrifft den ganzen Körper durch komplexe, zusammenhängende Prozesse in unter anderem dem Nerven-, Hormon- und Immunsystem. All das wird praktisch sofort ausgelöst, wie Sie sich sicher erinnern, wenn Sie je vor einem heranrasenden Auto zur Seite gesprungen sind. Gewöhnlich kehrt der Körper, kurz nachdem die Gefahr vorüber ist, in seinen normalen, ruhigen Zustand zurück.

Das wäre alles gut und schön, wenn alle Stressfaktoren im Alltag Säbelzahntiger oder auch nur rasende Autos wären, aber so einfach ist es heutzutage nicht mehr. Die Gefahr, die von einem Tiger oder Auto ausgeht, ist klar definiert: Sie taucht auf, man reagiert auf die eine oder andere Weise, und sie geht vorüber. Wenn die Gefahr vorbei ist, lässt in der Regel das System die Entspannungsreaktion die ganze Abfolge von Stressreaktionen überlagern, sodass das Gegenteil der Aktivierung bei Stress eintritt: Der Puls wird langsamer, die Atmung kehrt zum normalen Rhythmus zurück, Verdauung und Ausscheidung funktionieren wieder, Sie können wieder essen und schlafen, Heilung kann stattfinden.

Leider sind die Stressfaktoren des modernen Lebens selten so direkt. Meist handelt es sich eher um ständigen Druck am Arbeitsplatz, knappe Termine, Streit mit den Kindern oder dem Partner, Geldsorgen, dichten Verkehr und rücksichtslose Fahrer, Angst vor Kriminalität oder Terrorismus, und bei Menschen, die Krebs überlebt haben, die Angst vor schmerzhaften, lähmenden Therapien und der Rückkehr der Krankheit. Aber auch wenn die heutigen Stressfaktoren anders und meist nicht lebensbedrohlich sind, reagiert unser Körper genauso wie auf die kurzfristigen, lebensgefährlichen Situationen, für die das System entwickelt wurde.

Vielleicht hat schon das Lesen dieser Problemliste eine Stressreaktion in Ihrem Körper ausgelöst. Sie bereiten sich darauf vor, zu kämpfen oder zu fliehen, aber in der heutigen Gesellschaft löst selten eine heftige Reaktion, die den geballten Energieschub aufbraucht, die Probleme. Natürlich können Sie Ihren Chef treten, aber vermutlich nur einmal. Und was dann? Vor Ihrem Partner davonzulaufen, hilft beim ersten Streit oder beim zweiten, löst aber nicht das zugrunde liegende Problem. Was können Sie also tun? Ihr Körper reagiert auf Stresssituationen mit einer Flut von Hormonen, die in manchen Situationen sicher helfen können, aber die modernen Stressfaktoren sind überall (zumindest kann es so scheinen). Es ist also möglich, fast die ganze Zeit stark erregt, also im Hintergrund kampf- oder fluchtbereit zu sein, was Sie an den Rand der Erschöpfung treibt. Stellen Sie sich vor, welchen Verschleiß das verursacht.

Die Auswirkungen von lang anhaltendem Stress

Viele Studien zeigen die physischen Auswirkungen von starkem Stress und dauerhaftem Kontakt mit Stressfaktoren auf viele Symptome und Krankheiten. Zum Beispiel untersuchte der forschende Psychologe Sheldon Cohen in Pittsburgh (2006) die Auswirkungen von Stress auf Erkältungen und grippale Infekte. Um möglichst viele Variablen auszuschließen, die beeinflussen könnten, wer wann krank wird, suchte er eine Gruppe von Freiwilligen, denen er ein identisches Grippevirus injizierte. Dann ließ er sie eine Woche in Gemeinschaftsunterkünften in Quarantäne bleiben, wo sie dasselbe Essen bekamen und dieselben Aktivitäten unternahmen. Dabei kontrollierte er, wer die Grippe bekam und wie stark. Er sammelte alle Papiertaschentücher, die seine Probanden benutzten, in Plastiktüten und wog sie, um zu kontrollieren, wie viel Schleim abgesondert wurde. Er bat die Testpersonen, den Stress in ihrem Leben auf verschiedene Weise einzuschätzen, bevor sie mit dem Virus in Kontakt kamen.

Seine Ergebnisse bestätigten die anderer Studien, die mit Menschen zu Hause durchgeführt wurden: Wer vor dem Kontakt mit dem Virus stärker unter Stress stand, zeigte mit höherer Wahrscheinlichkeit Symptome von Erkältung und Grippe und sonderte mehr Schleim ab. Als Cohen näher betrachtete, welche Stressfaktoren mit der größten Wahrscheinlichkeit Erkältungen und Grippe auslösten, traten zwei besonders hervor: zwischenmenschliche Differenzen mit Angehörigen und Freunden und Probleme im Arbeitsleben (Arbeitslosigkeit oder Arbeit in einem Beruf, für den die Person überqualifiziert war). Beides sind oft chronische, anhaltende Stressfaktoren.

Die Lehre aus dieser und anderen zuverlässigen Studien lautet also, dass kurzfristiger Stress nicht unbedingt schädlich ist, wenn man sich damit auseinandersetzt und bald zum normalen Ruhezustand zurückkehrt. Wenn Sie allerdings längerfristigem Stress ausgesetzt sind und Ihren Körper nicht wieder zur Ruhe bringen können, sind Sie möglicherweise anfälliger für verschiedenste körperliche und emotionale Beschwerden. Weiter hinten in diesem Kapitel beschäftigen wir uns damit, was das für Krebs im Besonderen bedeutet, denn hier ist die Lage etwas komplexer als bei einer Erkältung.

Stresssymptome erkennen

Die physiologische Stressreaktion führt zu einer Reihe von Symptomen, aber auch psychologischer Stress kann sich auf verschiedene Weise äußern. Nehmen Sie sich einen Augenblick Zeit, die folgende Checkliste auszufüllen: «Stresssymptome – eine Selbsteinschätzung»

Stresssymptome – eine Selbsteinschätzung

Kreuzen Sie auf der folgenden Liste die Stresssymptome an, die Sie in der vergangenen Woche erlebt haben:

Körperliche Symptome

- ☐ Kopfschmerzen
- ☐ Verdauungsprobleme
- ☐ Magenschmerzen
- ☐ Schweiß an den Händen
- ☐ Schlafschwierigkeiten
- ☐ Schwindel
- ☐ Rückenschmerzen
- ☐ Spannungen in Schultern und Nacken
- ☐ Herzrasen
- ☐ innere Unruhe
- ☐ Müdigkeit
- ☐ Ohrensausen

Verhaltenssymptome

- ☐ Rauchen
- ☐ herrisches Auftreten
- ☐ zwanghaftes Kaugummikauen
- ☐ überkritische Einstellung
- ☐ Zähneknirschen im Schlaf
- ☐ übermäßiger Alkoholkonsum
- ☐ zwanghaftes Essen
- ☐ Unfähigkeit, Dinge zu Ende zu bringen

Emotionale Symptome

- ☐ Weinen
- ☐ Nervosität, Angst
- ☐ Langeweile, Lustlosigkeit
- ☐ Reizbarkeit, Neigung zu Wutausbrüchen
- ☐ Gefühl von Machtlosigkeit gegenüber der Situation
- ☐ Überwältigendes Druckgefühl
- ☐ Wut
- ☐ Einsamkeit
- ☐ unbegründete Traurigkeit
- ☐ leichte Erregbarkeit

Kognitive Symptome

- ☐ Schwierigkeiten, klar zu denken
- ☐ Vergesslichkeit
- ☐ mangelnde Kreativität
- ☐ Gedächtnisverlust
- ☐ Unentschlossenheit
- ☐ Fluchtgedanken
- ☐ ständige Sorge
- ☐ nachlassender Humor

Spirituelle Symptome

- ☐ innere Leere
- ☐ Sinnverlust
- ☐ Zweifel
- ☐ Märtyrerrolle
- ☐ Apathie
- ☐ Orientierungsverlust
- ☐ Zynismus
- ☐ Nachtragendheit
- ☐ Bedürfnis, sich zu beweisen

Beziehungssymptome

- ☐ Isolation
- ☐ Intoleranz
- ☐ Ablehnung
- ☐ Einsamkeit
- ☐ Misstrauen
- ☐ sich verstecken
- ☐ sich verschließen
- ☐ reduziertes sexuelles Verlangen
- ☐ Nörgelei
- ☐ mangelnde Intimität
- ☐ Ausnutzen anderer
- ☐ weniger Kontakte zu Freunden
- ☐ Überreaktion

Was ist Ihnen beim Ausfüllen aufgefallen? Einerseits haben Sie vermutlich gesehen, dass die Symptome in verschiedene Kategorien unterteilt sind. Wahrscheinlich haben Sie auch bemerkt, dass Sie vielleicht in jeder Kategorie mehrere Begriffe angekreuzt haben, aber doch eine oder zwei besonders hervortraten. Vielleicht waren Sie selbst überrascht, wie viel Sie angekreuzt haben! Was Sie aus dieser Übung mitnehmen sollten, ist das Kennenlernen Ihrer persönlichen

Stressreaktionsmuster. Menschen sind unterschiedlich. Margret zum Beispiel hat Brustkrebs überlebt und stellte fest, dass sie viele der körperlichen und emotionalen Stresssymptome ankreuzte: Sie hat Kopfschmerzen, kann schlecht schlafen, fühlt Spannungen in Schultern und Nacken und leidet manchmal unter Schwindel. Außerdem ist sie nervös, macht sich viele Sorgen und kann sich schwer konzentrieren oder Entscheidungen treffen, selbst über Kleinigkeiten. Sie ist vergesslich und fühlt sich oft von den Aufgaben des Alltags überfordert.

Michael dagegen hat ein Lymphom überlebt und zeigt Stresssymptome, die eher sein Verhalten und seine Beziehungen betreffen. Er merkt, dass er sich verschließt, sich absondert und sich von Freunden und seiner Familie zurückzieht; er trinkt Alkohol, um am Abend einschlafen zu können, und knirscht mit den Zähnen. Er ist oft reizbar und fährt seine Frau und seine Kinder ohne ersichtlichen Grund an. Möglicherweise sind diese beiden Personen mit ähnlichen Stressfaktoren konfrontiert, haben aber gelernt, unterschiedlich darauf zu reagieren. Indem Sie Ihr typisches Stressreaktionsmuster erkennen, werden Sie sich besser der Situationen bewusst, in denen Sie handeln müssen.

Woher kommt der Stress?

Über längere Zeit mit Stresssymptomen zu leben, ist weder angenehm noch gesund. Die gute Nachricht ist, dass Sie in gewissem Maß Einfluss darauf nehmen können. Woher kommt der Stress? Sie könnten sagen, er sei draußen in der Welt – die Arzttermine, die Anforderungen des Chefs, die Kreditabteilung der Bank, zu schnell fahrende Autos –, aber das stimmt nicht ganz. Der Stress kommt aus Ihrem Inneren, von dem Teil Ihrer selbst, der entscheidet, ob etwas ein Problem ist oder nicht. Das soll nicht heißen, dass eine Krebsdiagnose und der Umgang mit allem, was sie nach sich zieht, nicht ein enormes Problem ist; das streiten wir nicht ab. Aber haben Sie schon bemerkt, dass manche Leute mit den Herausforderungen des Lebens ruhiger und sicherer umgehen als andere? Wie tun sie das? Ein Teil der Antwort lautet, dass sie die Bedeutung dieser Ereignisse anders auffassen; sie haben vermutlich eine Reihe von Fähigkeiten gelernt, die ihnen helfen, damit umzugehen, und – vielleicht das Wichtigste – sie vertrauen in gewissem Maß darauf, dass sie mit dem, was auf sie zukommt, schon fertigwerden.

Manches davon behandeln wir im weiteren Verlauf des Kapitels und noch genauer im ganzen Buch, aber hier sind zwei wichtige Punkte:

1. Der erste Schritt zur Veränderung Ihrer Stressreaktionen ist, dass Sie sich ihrer bewusst werden, dass Sie erkennen, wann die Reaktionen einsetzen: wie, wann und warum sie in Ihrem Leben auftreten.

2. Der nächste Schritt ist, zu verstehen, dass Sie die Wahl haben, wie Sie auf Ereignisse in Ihrem Leben reagieren.

Achtsamkeitsübungen werden Ihnen bei beidem deutlich weiterhelfen.

Stress und die Verbindung von Geist und Körper

An dieser Stelle sollten wir klären, was wir meinen, wenn wir vom Geist und von Achtsamkeit sprechen, und was diese beiden mit Stress zu tun haben. Eine verbreitete Annahme lautet, dass der Geist das ist, womit wir denken, oder, vom medizinisch-wissenschaftlichen Standpunkt aus, die Funktionen unseres Gehirns. Vielleicht haben Sie schon etwas vom «Geist-Körper-Problem» gehört; kurz gesagt hat das mit dem Wesen des Bewusstseins und seinem Zusammenhang mit dem physischen Körper zu tun. Wir wollen diese Fragen nicht umfassend beantworten, über die sich Wissenschaftler und Philosophen auch heute noch den Kopf zerbrechen. Stattdessen wollen wir der Klarheit wegen ein gemeinsames, praktisches Verständnis dieser Begriffe entwickeln, wie wir sie verwenden.

Wenn wir vom Geist sprechen, geht es nicht nur, auch nicht vorwiegend um Denken oder Kognition. Es gibt ein T-Shirt mit dem Aufdruck: «Meditation … nicht das, was Sie denken!» Wir meinen viel mehr eine Reihe von Vorgängen und subjektiven Erfahrungen, darunter Wahrnehmung, Denken und Emotionen, aber auch unser grundlegendes Vermögen, überhaupt etwas zu wissen. Man könnte sagen, dass der Geist Bewusstsein ist, wie es in unserem Fall von Menschen erlebt und verkörpert wird. Das, was wir uns als Körper und Geist vorstellen, bildet in Wirklichkeit eine funktionale Einheit; beide arbeiten zusammen, nie getrennt. Weder Geist und Körper noch Gedanken und Gefühle existieren oder funktionieren in echten, lebenden Organismen unabhängig voneinander. Es ist also nicht gerade sinnvoll, sie in der Praxis zu trennen; wenn wir denken, fühlen wir, und jeder Vorgang beeinflusst den anderen.

Während diese Art, sich den Geist vorzustellen, manchen traditionellen Wissenschaftsauffassungen zuwiderläuft, passt sie vermutlich recht gut zu Ihrer Erfahrung. Nehmen Sie sich einen Augenblick Zeit, sich an ein angenehmes Erlebnis zu erinnern, aus einer erfreulichen Zeit Ihres Lebens, vielleicht als Sie an einer Aktivität teilgenommen haben oder Zeit mit Freunden und Ihrer Familie verbrachten. Vielleicht sehen Sie dabei die Ereignisse vor Ihrem inneren Auge ablaufen; wahrscheinlich können Sie das Erlebnis in Worten beschreiben; und wenn die Erinnerung lebhaft genug ist, spüren Sie vielleicht in Ihrem Körper die dazugehörigen Emotionen wie Freude und Glück. Auf einer anderen Ebene könnten wir mit dem richtigen Werkzeug entdecken, dass dieses Wiedererleben von Ereignissen mit neurologischen und physiologischen Veränderungen in Ihrem ganzen Körper einhergeht.

Eine Konsequenz dieser Veränderungen ist, dass wir Stress und sehr starke emotionale Reaktionen aufgrund unserer Gedanken erleben können, nicht nur aufgrund gerade stattfindender äußerer Ereignisse. Stellen Sie sich zum Beispiel vor, Sie beißen auf eine Scheibe Zitrone. Schon bei der Vorstellung zieht sich vielleicht Ihr Mund zusammen und bildet vermehrt Speichel; dabei ist sehr wahrscheinlich gar keine Zitrone in der Nähe, wenn Sie diesen Text lesen; wie kommt also diese Reaktion zustande? Ein ähnlicher Zusammenhang zwischen Ursache und Wirkung besteht auch zwischen komplexeren mentalen Ereignissen und physischen Veränderungen in unserem Körper. Kritische Urteile über uns selbst oder Sorgen wegen gefürchteter zukünftiger Ereignisse können reale Auswirkungen auf unser Wohlbefinden im Hier und Jetzt haben, denn unser Körper reagiert auf diese geistigen Ereignisse, fast als ob sie wirklich geschähen.

Körpergeist und Herzgeist sind zwei Begriffe, mit denen versucht wird, diese Einheit zu beschreiben. Ob Sie diese nun verwenden oder nicht, so ist aber das Erkennen des Zusammenspiels und der gegenseitigen Beeinflussung von geistigen und emotionalen Ereignissen und dem physischen Körper entscheidend, um die Stressreaktion zu verstehen. Dadurch können Sie auch erkennen, wie Ihr Denken und Verhalten günstigere Bedingungen für Gesundheit und Zufriedenheit schaffen können.

Achtsamkeit und Stress

Welche Rolle spielt Achtsamkeit bei all dem? Wir haben mit der Beschreibung von Achtsamkeit in Kapitel 1 begonnen. Jetzt betrachten wir, warum sie auch praktisch im Hinblick auf den alltäglichen Stress, der uns begegnet, von Bedeutung ist. Achtsam sein heißt , vorsätzlich bewusst zu sein – also die Aufmerksamkeit zu lenken. Insbesondere bedeutet es, vorsätzlich wahrzunehmen, was Sie erleben und wie Sie darauf reagieren – auf Wahrnehmungen, Gedanken und Gefühle –, wie diese im gegenwärtigen Augenblick erscheinen, von einem Augenblick zum anderen. In dem Maß, wie Sie achtsam Ihre Reaktion auf Stress wahrnehmen, wenn er auftritt, gewinnen Sie die Möglichkeit, Ihre Reaktion zu verändern. Nehmen wir zum Beispiel an, ein rücksichtsloser Autofahrer nimmt Ihnen die Vorfahrt, zeigt Ihnen einen Vogel und schreit Sie an. Ihre erste Reaktion besteht vielleicht darin, sich zu verteidigen und zurückzuschreien; schließlich haben Sie nichts falsch gemacht. Sie könnten aber auch denken: *Dieser*

Mensch muss ziemlich unglücklich sein, dass er es an einem Fremden auslässt; möchte ich auch so sein? Dann haben Sie vielleicht Mitleid, fühlen sich überlegen, lächeln und winken dem rücksichtslosen Fahrer, dass er vor Ihnen einscheren kann.

Wenn Ihnen gewohnheitsmäßige Muster bewusst werden, die Ihren Stress vergrößern, können Sie sich entscheiden, diese reflexartigen Reaktionen zu umgehen. Der erste Schritt bei jedem Veränderungsprozess ist Bewusstheit, die Sie durch Achtsamkeitsübungen entwickeln können. Schon allein mehr Bewusstheit in eine Situation zu bringen, kann uns davon abhalten, die Dinge durch unsere Reaktionen noch schlimmer zu machen. Wir haben dadurch die Möglichkeit, in diesem Augenblick auf eine größere Spannweite innerer Ressourcen zurückzugreifen, kreativer zu reagieren, auf eine Art, die unsere tiefere Weisheit und Bestimmung reflektiert. Damit werden wir uns näher in Kapitel 4 beschäftigen. Der wichtigste Punkt an dieser Stelle ist, dass Ihnen die Fähigkeit zur Achtsamkeit angeboren ist und dass Sie diese durch die gezielten Meditationsübungen entwickeln und stärken können, die wir Ihnen in diesem Buch vorstellen.

Stress und Krebs

Weiter vorn in diesem Kapitel haben wir Studien erwähnt, die zeigen, dass anhaltender Stress die Wahrscheinlichkeit erhöht, eine Erkältung oder Grippe zu bekommen. Außerdem sind Forscher der Frage nachgegangen, ob Stress eine Rolle bei der Entstehung und Entwicklung von Krebs spielt. Um es kurz zu machen, lautet die Antwort zur Zeit: Wir wissen es nicht genau, aber es gibt interessante Einzelaspekte, von denen Sie erfahren sollten. Üblicherweise wird bei diesen Studien untersucht, ob Stress mit der Krebsinzidenz zu tun hat (wer bekommt Krebs?) oder mit seiner Progression (wie verläuft Krebs, wenn man ihn einmal hat?).

Stress und Krebsinzidenz

Stellen Sie sich vor, Sie müssten eine Antwort auf die Frage finden: Wird Krebs durch Stress verursacht? Sie könnten Menschen fragen, die Krebs haben: «Hatten Sie Stress, bevor Sie krank wurden?», und die Antworten mit denen von anderen vergleichen, die keinen Krebs haben. Aber Sie erkennen schon das Problem bei diesem Versuch. Wenn uns jemand diese Frage stellte, würden wir antworten: «Ja, sicher, ich muss Stress gehabt haben; schließlich habe ich Krebs.» Wir wissen aus zuverlässigen Studien, dass diese Art vorbelastete Erinnerung wirklich vorkommt. Außerdem stellt sich die Frage, ob auch Ereignisse aus lange zurückliegenden Jahren eine Rolle spielen. Wie würde man sich daran erinnern, was wirklich geschehen ist? Diese Art Retrospektive funktioniert also nicht.

Ein besserer Ansatz wäre, eine große Gruppe von Menschen zu versammeln, anzunehmen, dass im Laufe der Zeit einige von ihnen verschiedene Krankheiten entwickeln werden, und ihnen viele Fragen stellen. Man müsste nach dem Stressniveau fragen, nach ihrer Stimmung, der Familienkrankengeschichte und anderen Krebsrisikofaktoren, und dann beobachten, was passiert. Natürlich würde es ziemlich lange dauern, bis bei einer ausreichend großen Gruppe tatsächlich Krebs festgestellt wird, und die Studie würde dadurch sehr teuer. Dann wären außerdem noch alle anderen bekannten Risikofaktoren für Krebs zu berücksichtigen, vor allem solche, die auch mit stärkerem Stress in Verbindung stehen oder mit bestimmten Charakterzügen, etwa die Ernährungsweise, Rauchen, Alkoholkonsum, körperliche Aktivität, Kontakt mit Karzinogenen am Arbeitsplatz und in der Umwelt, Familiengeschichte und Genetik. Damit ist vermutlich klar, dass diese Art Studie schwierig, zeitaufwendig und teuer ist.

Trotzdem wurden mehrere große Studien nach diesem Prinzip durchgeführt und anerkannt. In dem Aufsatz «Psychological Factors and Cancer Development: Evidence After 30 Years of Research» (2004) fasst Bert Garssen nur diejenigen Studien zusammen, die ein prospektives Design mit geeigneten Kontrollen verbinden, wie oben beschrieben. Siebzig Studien werden in seiner Arbeit untersucht. Garssen unterteilt die vage Kategorie Stress in verschiedene Dimensionen, die in diesen Studien häufig gemessen wurden. Interessante Aspekte waren Stress auslösende Ereignisse im Leben (darunter so unterschiedliche Dinge wie Scheidung, Krankheit oder Verlust des Arbeitsplatzes bis hin zu Urlaub und Kindern, die aus dem Haus gehen), Verluste (eines Kindes oder des Ehepartners), soziale Unterstützung, Qualität der Partnerbeziehung, Persönlichkeit, Bewältigungsstrategien und das Ausmaß von Belastungen, Depressionen und psychiatrischer Erkrankungen. Jeder dieser Faktoren wurde theoretisch als möglicher Einfluss auf die Entwicklung von Krebs angesehen.

Also was hat Garssen festgestellt? Er fand keinen klaren Beweis dafür, dass Stress auslösende Ereignisse im Leben, Trauer und Verlust, soziale Beziehungen oder Belastungen bzw. Depressionssymptome mit der Inzidenz von Krebs zusammenhingen, obwohl in jedem Bereich mehrere Studien einen Zusammenhang zwischen einem bestimmten Faktor und Krebs gefunden hatten. So ergaben zum Beispiel von vierzehn Studien, die untersuchten, ob Depressionen eine spätere Krebserkrankung vorhersagen könnten, sieben, dass Depressionen auf eine kommende Krebserkrankung hinweisen, die sieben anderen belegten das Gegenteil. Das zeigt, wie wichtig es ist, eine größere Anzahl von Studien auszuwerden, nicht nur eine oder zwei. Gleich, welcher Seite Sie zuneigen, es gibt mit Sicherheit Untersuchungen, die Ihre Ansicht belegen.

Stress und das Überleben von Krebs

Das Bild wird jedoch etwas klarer, wenn wir uns der Frage zuwenden, ob Stress oder andere psychische Faktoren beim Überleben eine Rolle spielen, wenn der Krebs bereits festgestellt wurde. Vielleicht können Sie sich vorstellen, dass eine solche Studie leichter durchzuführen ist. Man braucht eine geringere Anzahl Probanden als für eine Studie zur Krebsinzidenz, außerdem ist die Dauer der Studie in der Regel kürzer. Natürlich müssen immer noch unzählige Hintergrundfaktoren berücksichtigt werden, die wichtig sein könnten, ebenso die angewandten Therapiemethoden, der Krebs selbst (Größe des Tumors, Stadium, Grad, Knotenstadium, Ausbreitung und so weiter) sowie die Krebsart, denn diese verhalten sich nicht alle gleich.

Brustkrebs zum Beispiel wird von Hormonen beeinflusst, ist also ein sogenannter hormonsensibler. Wenn Stress sich auf den Hormonspiegel auswirkt, können wir vermuten, dass er auch die Entwicklung von hormonsensiblem Krebs beeinflusst, zum Beispiel von Brust- oder Prostatakrebs, aber nicht von Krebsarten, die nicht auf Hormone reagieren, wie Lungenkrebs oder Gehirntumoren. Ebenso beeinflusst die Ernährung den Dickdarmkrebs und Rauchen beeinflusst Lungenkrebs, deshalb müssen diese Faktoren berücksichtigt werden, vor allem, wenn Menschen mit stärkerem Stress oder Depressionen stärker zum Rauchen neigen oder schlechte Ernährungsgewohnheiten haben. Sie sehen, dass man zu dem Schluss kommen könnte, dass Menschen mit Lungenkrebs und stärkeren Depressionen früher sterben als diejenigen mit weniger starken Depressionen, wenn der eigentliche Grund, warum sie früher starben, der ist, dass sie mehr rauchten (und zufällig auch stärkere Depressionen hatten)! Gute Studien versuchen all das zu berücksichtigen, aber Sie können sich vorstellen, wie schwierig das ist, wenn viele Faktoren Auswirkungen auf das Überleben haben.

Trotzdem gibt es Beweise, die nahelegen, dass einige psychologische Faktoren für das Überleben nach einer Krebsdiagnose wichtig sein können, darunter soziale Unterstützung. In einer Studie von Elizabeth Maunsell und Kollegen, durchgeführt in Montreal 1995, wurden 224 Frauen, bei denen vor Kurzem Brustkrebs festgestellt worden war, gefragt, ob sie eine vertraute Person hatten, mit der sie in den drei Monaten seit der Operation über persönliche Probleme gesprochen hatten. Die Forscher beobachteten die Frauen dann sieben Jahre lang, achteten auf verschiedenste medizinische und psychologische Faktoren und stellten fest, dass die Überlebensquote bei Frauen ohne eine solche vertraute Person bei 56 % lag, im Vergleich zu 72 % bei den Frauen, die zumindest eine Art von Vertrauten hatten (z. B. einen Ehepartner, ein Kind, Freunde, Kollegen oder medizinisches Personal) (Maunsell, Brisson und Deschenes 1995).

Diese Ergebnisse zeigen, dass es gut wäre, Ihre Belastungen mit anderen wichtigen Menschen in Ihrem Leben zu teilen.

Vielleicht haben Sie auch in anderen Büchern oder Heften von Untersuchungen der Bedeutung bestimmter Bewältigungsstrategien wie Kampfgeist gelesen. In einer Studie von 1979 stellten Stephen Greer und Kollegen fest, dass Frauen, deren Bewältigungsstrategien in Kampfgeist oder Nichtwahrhabenwollen bestehen, länger überlebten als Frauen, die hilflos oder mit stoischer Akzeptanz reagierten (Greer, Morris und Pettingale, 1979). Allerdings wurden diese Ergebnisse von vielen anderen Studien im Lauf der Jahre nicht bestätigt. Ein Resultat von Greers Untersuchung dürfte allerdings noch immer gelten: Sechs von zehn Studien der Garssen-Review (2004) zeigten, dass Hilflosigkeit und Hoffnungslosigkeit bzw. Pessimismus mit einem ungünstigen Verlauf der Krankheit in Verbindung standen.

Aber was bedeutet all das für uns? Sollten wir einfach gute Miene zum bösen Spiel machen und weiterleben wie bisher? So sehen wir das keineswegs. Wir wissen, dass ein falscher Ausdruck von Gefühlen nicht hilft, weder psychisch noch physisch. Es ist normal, sich belastet, deprimiert und gelegentlich auch hoffnungslos zu fühlen, wenn man mit Krebs fertigwerden muss. Wir empfehlen Ihnen nicht, einfach «positiv zu denken» und die unangenehmen Gedanken beiseitezuwischen.

Ein weiteres Forschungsergebnis ist hier von Bedeutung: Auch die Verdrängung von Gefühlen steht mit einer schlechteren Krebsprognose im Zusammenhang. In der Garssen-Review (2004) wird der Einfluss der Verdrängung bei der Krebsentwicklung in fünf von acht Studien bestätigt. Die Repression von Gefühlen bedeutet, negative Gefühle zu verleugnen, auch gegenüber sich selbst, Suppression ist die aktive Unterdrückung negativer und schwieriger Emotionen, die man nicht haben möchte, mit denen man sich nicht befassen möchte, deren Existenz andere nicht bemerken sollen. All diese Verhaltensmuster scheinen einen negativen Einfluss auf die Überlebensrate zu haben. Natürlich sind die Daten nicht völlig eindeutig, sie bestätigen aber, was wir als Psychologen aus langjähriger Erfahrung wissen.

Menschen fühlen sich besser, wenn sie offen äußern können, welche Gefühle sie belasten; sie können an ihnen arbeiten, Probleme lösen und vielleicht als Ziel zu Frieden und Ausgeglichenheit gelangen. Wir haben viele Menschen beobachtet, die diese Möglichkeit umgesetzt haben, selbst im Angesicht einer Krebserkrankung.

Aber wenn Sie nun alles tun, was in Ihrer Macht steht, und Ihr Krebs sich trotzdem weiterentwickelt? Sind Sie schuld, weil Sie sich nicht genug anstrengen? Natürlich nicht. Viele Faktoren wirken sich auf die Entwicklung von Krebs aus, und nicht einmal Zellbiologen oder Onkologen verstehen sie alle; Sie haben darüber wenig oder gar keine Kontrolle. Mindestens die Krebsart, die Größe des Tumors, seine Aggressivität, Ihre Familiengeschichte, die Therapien, die bei Ihnen angewendet wurden, und wie Sie diese vertragen haben, spielen eine Rolle.

Wir wissen aber sehr wohl, dass die Lebensqualität, ungeachtet der Dauer, sehr viel ausmacht. Die Qualität Ihres Lebens hängt zu einem großen Teil von Entscheidungen ab, für die Sie in der Tat selbst verantwortlich sind. Dafür können Sie dankbar sein. Ob Sie nun noch Tage, Monate oder viele Jahre leben – Sie haben die Möglichkeit, das Beste daraus zu machen. Wenn eine gute Bewältigung und Achtsamkeit Ihnen helfen, auf bisher noch unbekannte Weise, länger zu leben, ist das wunderbar.

Stressbewältigung

Weiter oben haben wir den Gedanken beleuchtet, dass Stressreaktionen bei jedem Menschen individuell sind und dass manche Menschen anscheinend mit schwierigen Lebenssituationen besser zurechtkommen als andere. Das könnte unter anderem daran liegen, dass die Menschen, die besser zurechtkommen, effektivere Bewältigungsstrategien anwenden oder die richtige Bewältigungsstrategie für die jeweilige Situation. Hier möchten wir noch ein paar Punkte hervorheben. Erstens gibt es nicht die eine Bewältigungsstrategie, die in allen Situationen hilfreich ist. Zweitens ist die Passung zwischen den Anforderungen der Situation und dem Ansatz zur Bewältigung von entscheidender Bedeutung.

Eine hilfreiche Methode, Lebensereignisse zu bewerten, besteht darin, sie in Dinge einzuteilen, die größtenteils kontrollierbar sind, und solche, die größtenteils unkontrollierbar sind. Zum Beispiel können Sie nicht kontrollieren, ob ein Stau entsteht oder nicht, aber Sie können kontrollieren, ob Sie früher zur Arbeit aufbrechen, wenn Sie damit rechnen, dass viel Verkehr herrscht. Auch die beste Methode, mit kontrollierbaren bzw. unkontrollierbaren Ereignissen umzugehen, ist unterschiedlich. Wenn Sie die Ereignisse einigermaßen kontrollieren können, ist die beste Bewältigungsstrategie *problemorientiert*, was schlicht bedeutet: etwas tun, um das Problem zu lösen. Wenn das Problem darin besteht, dass Sie öfter zu spät zur Arbeit kommen, versuchen Sie, früher aufzustehen, Ihre Kleidung und den Aktenkoffer am Abend vorher bereitzulegen, sich so gut wie möglich vorzubereiten, damit niemand Sie zu Hause aufhält, und früh genug wegzugehen, damit Sie rechtzeitig ankommen, auch wenn Sie in zähfließenden Verkehr geraten.

Wenn das Problem nicht kontrollierbar ist, besteht der beste Ansatz in einer *emotionsorientierten* Bewältigung, was bedeutet, dass Sie sich mit den Emotionen befassen, die der Stressfaktor ausgelöst hat, da Sie an der Situation selbst nichts ändern können. Ein Beispiel für eine Situation, die Sie nicht kontrollieren können, wäre das stundenlange Warten auf einen Arzttermin. Als Krebspatient oder Angehöriger haben Sie es sicher schon erlebt, dass Sie auch lange nach dem vereinbarten Termin noch im Wartezimmer sitzen, warten und immer nervöser und ärgerlicher werden, wenn wieder ein anderer Name aufgerufen wird. *Was machen die da für ein durcheinander? Was kann ich machen, damit es schneller geht? Ich habe auch noch anderes zu tun, muss dort und dort hin; ich kann nicht den ganzen Tag hier herumsitzen!* Sie können sich immer weiter aufregen, aber was hilft es? Sie sitzen genauso lange im Wartezimmer, ob Sie sich dabei nun aufregen oder nicht. Jetzt ist es an der Zeit, Ihre Gefühle wahrzunehmen, wie sie entstehen, indem Sie Achtsamkeitstechniken anwenden und Strategien, wie sie mit diesen unangenehmen Gefühlen umgehen.

Auf dem Weg mit einer Krebserkrankung ist viel unkontrollierbar und unvorhersehbar. Die meisten Menschen haben gut entwickelte Problemlösungsfähigkeiten, aber nur wenige wissen, wie sie mit dem Unbekannten oder Unkontrollierbaren umgehen sollen. Wir werden den größten Teil des Buches darauf verwenden, Ihnen genau das beizubringen.

TEIL II
Achtsamkeit in der Krebsnachsorge – das Programm

3 Das Programm beginnen

Da Sie nun etwas über den Hintergrund, den Ursprung und die Philosophie unseres Programms wissen, können wir uns mit den praktischen Einzelheiten der Achtsamkeitsübungen beschäftigen. Es ist hilfreich, sich zwei verschiedene Arten von Achtsamkeit vorzustellen, die wir oft «ACHTSAMKEIT in Großbuchstaben» und gewöhnliche «Achtsamkeit» nennen (Shapiro and Carlson, 2009). ACHTSAMKEIT in Großbuchstaben ist eine Art, in der Welt zu leben, die alles, was Sie tun, jeden Augenblick Ihres Lebens umfasst; entweder sind Sie achtsam oder nicht. Sie ist nicht auf eine bestimmte Aktivität oder Situation begrenzt. Im Gegensatz dazu bezeichnet die gewöhnliche Achtsamkeit einen bestimmten Zeitraum in Ihrem Tagesablauf, den Sie bewusst reservieren, um Achtsamkeit zu üben, so wie Sie Klavier üben würden, wenn Sie dieses Instrument spielen lernen wollten. Auch Achtsamkeit ist eine Fähigkeit, die man nur durch wiederholtes Tun lernt. Sie üben also gewöhnliche Achtsamkeit, damit Sie achtsamer (in Großbuchstaben) in der Welt leben können. Es ist praktisch unmöglich, Achtsamkeit in Großbuchstaben zu erlangen, ohne gründlich und regelmäßig gewöhnliche Achtsamkeit zu üben. Deshalb beginnen wir damit.

Absicht, Aufmerksamkeit und Einstellung

Wenn Sie dieses Buch lesen, sind Sie offensichtlich daran interessiert, Achtsamkeitsmeditationen zu erlernen. Vielleicht wurden Sie dazu angeregt, weil Sie akut unter Stress, Erschöpfung, Schmerzen oder Übelkeit leiden. Vielleicht haben Sie auch mit anderen Symptomen zu tun, mit Depressionen, Angst oder Sorgen um die Zukunft, oder Sie haben allgemein das Gefühl, dass Ihr Leben besser oder sinnvoller sein könnte. An dieser Stelle hilft es, sich zu fragen: *Warum möchte ich das tun? Was ist meine Absicht dabei, Achtsamkeitsmeditation zu erlernen?* Die Meditationsforschung hat gezeigt, dass Menschen dabei oft das erreichen, was sie beabsichtigen, und diese Absichten sich häufig mit der Zeit verändern: In einer Gruppe von meditationserfahrenen Menschen stellte Deane Shapiro fest, dass ihre Absichten sich von Selbstregulierung zu Selbsterfahrung verschoben, später dann zur Selbstbefreiung und zum Dienst am Anderen (Shapiro, 1992). Jene, die das Ziel Emotionsregulierung und Stressmanagement anstrebten, erreichten es, und diejenigen, die Selbsterfahrung und Transzendenz anstrebten, bewegten sich in diese Richtung.

Wir untersuchten diese Frage bei Krebsüberlebenden, indem wir Menschen in unseren Besuchsgruppen interviewten, die seit einigen Jahren Meditation praktizierten (Mackenzie et al., 2007). Anfangs sagten sie uns, dass sie meditierten, um bestimmte Symptome wie Spannungen oder Stress zu kontrollieren, aber später verschob sich der Schwerpunkt hin zu Spiritualität und persönlichem Wachstum. Es hilft vielleicht, sich Absicht als eine Richtung vorzustellen, nicht unbedingt als Ziel.

Mit diesem Grundgedanken veröffentlichte ich (Linda) mit Shauna Shapiro und anderen einen Artikel, in dem wir ein Modell namens IAA vorstellten, nach «intention, attention, attitude», also Absicht, Aufmerksamkeit und Einstellung (Shapiro et al., 2006). Dabei geht es zunächst um die Absicht, Ihre Motivation zum Meditieren. Wir haben schon erwähnt, wie wichtig es ist, über Ihre Absicht nachzudenken, bevor Sie mit praktischen Übungen beginnen. Diese kann sich im Laufe der Zeit verändern, und zwar in einem großen Spielraum; er reicht von: «Ich möchte die Welt für alle Lebewesen verbessern», bis: «Ich möchte lernen zu bemerken, wenn ich Stresssymptome erlebe, und sie loszulassen.» Als zusätzlichen Vorteil, wenn Sie sich Ihre Gründe zu meditieren klarmachen, steigern Sie Ihre Motivation. Es ist leichter, sich zu verpflichten und Mühe für etwas aufzuwenden, wenn Sie sich daran erinnern, wie wichtig es Ihnen ist. Nun ist es zwar hilfreich, dass Sie über Ihre Absicht oder Motivation insgesamt nachdenken, dann sollten Sie aber einen Schritt zurücktreten, damit Sie Ihre Übungen mit einer nicht strebenden Einstellung angehen können, wie im Folgenden beschrieben. Das erste «A» im Namen unseres Modells bezieht sich auf Aufmerksamkeit, das offensichtlichste Element der Achtsamkeitsübungen. Sie müssen aufmerksam sein, ehe überhaupt etwas geschehen kann. Das zweite «A» kommt von «attitude», also der Einstellung, mit der Sie die Sache in Angriff nehmen; auch sie ist wichtig, um eine warme, fördernde Praxis zu gewährleisten, statt einer harten, kalten, disziplinierenden.

Hilfreiche Einstellungen

Wenn Sie sich auf den Einstieg in die Achtsamkeitsmeditation vorbereiten, sollten Sie sich nicht nur daran erinnern, warum Sie üben wollen (Ihre Absicht), und an die Logistik dessen, was zu tun ist (aufmerksam sein), sondern auch Ihre Herangehensweise. Es gibt eine Reihe von Einstellungen, die hilfreich sein können, zum Beispiel das Nichturteilen, das wir in Kapitel 1 erwähnt haben; aber auch andere tragen dazu bei, eine freundliche, neugierige Atmosphäre zu schaffen, die offen für alles ist, was sich ergibt.

Ebenso ist es von Bedeutung, flexibel zu sein und Ihre Grenzen anzunehmen sowie die Bedingungen, welche die Welt selbst uns auferlegt. Wir verwenden als Bild gern die Erziehung eines jungen Hundes: Wenn er davonläuft, führen Sie ihn freundlich und sanft zurück auf den richtigen Weg, lächeln und schütteln den Kopf über seine niedlichen, ulkigen Sprünge. Sie wissen, dass der junge Hund eben ein junger Hund ist, Sie können ihm sein Wesen nicht vorwerfen. Das Gleiche gilt für den Geist: Er läuft davon, springt herum und benimmt sich die ganze Zeit daneben. So ist er eben; Ihrer ist da mit Sicherheit nicht anders. Gelegentlich hinterlässt er auch einmal etwas in einer Ecke (sowohl der Geist als auch der junge Hund). Es ist verführerisch, hier wütend und enttäuscht zu reagieren, aber wenn Sie schon einmal einen jungen Hund hatten, wissen Sie, dass die beste Reaktion konsequente, freundliche Aufmerksamkeit ist. Das Gleiche gilt im Grunde auch für unseren Geist (und unser Herz).

Sie beginnen ein Programm, in dem Sie Geist, Körper und Herz für eine neue Art zu leben trainieren. Sie ist schlicht, aber keineswegs leicht. Viele Menschen verbringen ihr ganzes Leben damit, diese Fähigkeiten weiterzuentwickeln. Die im Folgenden beschriebenen Einstellungen beruhen auf denen, die Jon Kabat-Zinn in seinem hervorragenden Buch Gesund durch Meditation (Kabat-Zinn, 1990) vorstellt. Sie helfen Ihnen, wenn Sie sich auf diesen Weg begeben.

Nichturteilen: Achtsamkeit wird entwickelt, indem Sie die Haltung eines unparteiischen Zeugen Ihrer eigenen Erfahrung einnehmen. Das erfordert, dass Sie sich den ständigen Strom Ihrer wertenden und urteilenden Gedanken bewusst machen und dann einen Schritt zurücktreten. Für einen nicht urteilenden Geist sind die Dinge weder «gut» noch «schlecht», sie sind einfach, wie sie sind.

Geduld: In Geduld verstehen und akzeptieren Sie, dass die Dinge ihren eigenen Zeitplan für ihre Entwicklung haben. Menschen sind oft besonders ungeduldig mit sich selbst; sie erwarten, dass sie in der Lage sein «sollten», ihren Geist zu beruhigen, die Gedanken anzuhalten oder den Grund für Ihre Aufregung zu überwinden. Die Natur hat ihren eigenen «Geist» und Geduld ermöglicht Ihnen, die Entwicklung des Geistkörpers im Laufe der Zeit einfach zu beobachten.

Geist des Anfängers: Um den Reichtum des gegenwärtigen Augenblicks zu erkennen, hilft es, einen Geist zu entwickeln, der bereit und in der Lage ist, alles so zu sehen wie beim allerersten Mal. Wenn Sie glauben, Sie wüssten schon alles, bleibt Ihnen nichts mehr zu entdecken. Für den Geist des Anfängers entfalten sich die Freuden der Welt um uns herum wieder ganz neu, als ob wir Kinder wären, die sich von unseren alten Erwartungen befreit haben.

Vertrauen: Das Leben in einer Welt von Experten kann dazu führen, dass man an sich selbst zweifelt. Dabei sind Sie der geborene führende Experte für sich selbst; wenn es um Ihr persönliches Wachstum geht, ist es viel besser, sich den eigenen Gefühlen und der Intuition zu öffnen, als sich von externen Autoritäten gängeln zu lassen. Wenn sich beim Meditieren etwas für Sie nicht richtig anfühlt, seien Sie aufmerksam und untersuchen Sie Ihre Gefühle. Vertrauen Sie Ihrer Intuition und grundlegenden Weisheit, Ihrer Güte und der Fähigkeit, mit Herausforderungen fertig zu werden.

Nichtstreben: Die Achtsamkeitsmeditation unterscheidet sich von anderen menschlichen Aktivitäten; wir beginnen sie nicht mit einem Ziel vor Augen, sondern mit dem Wunsch, einfach zu sein, nicht zu tun. Es gibt kein Ziel als das, sich Ihrer selbst bewusst zu werden, wie Sie eben sind. Das Paradoxe an Meditationsübungen ist, dass man nur durch Loslassen des Strebens nach einem Ziel oder Resultat dieses Ziel wirklich erreicht.

Akzeptanz: Akzeptanz bedeutet, die Dinge so zu sehen, wie sie wirklich sind. Das gefällt Ihnen vielleicht nicht, aber wenn die Dinge nun einmal so sind, sind sie so. Die Wahrheit Ihres Lebens anzuerkennen ist der erste Schritt bei jedem echten Veränderungsprozess. Mit Akzeptanz kämpfen Sie nicht mehr darum, Dinge zu verändern, die Sie nicht kontrollieren können, und Sie befreien sich von der Last der Verleugnung.

Loslassen: Loslassen, auch als «Nichtanhaften» bezeichnet, ist die Grundlage für jede Achtsamkeitsübung. Dazu gehört, das stets veränderliche Wesen der Erfahrung anzuerkennen und zu begrüßen. Die Neigung des Menschen, sich an bestimmten Teilen seiner Erfahrung festzuhalten und andere abzulehnen, ist eine tiefe Ursache für Leid. Durch Loslassen können wir in größerer Harmonie mit unvermeidlichen Veränderungen leben.

Vielleicht betrachten Sie jetzt diese Einstellungen und denken, wir verlangten von Ihnen, dass Sie Ihre ganze Lebensweise umkrempeln. In einem gewissen Sinn stimmt das. Diese Einstellungen bilden ein Gegenmittel für ein Leben, das aus dem Gleichgewicht geraten ist. Sie führen uns zum Mittelpunkt zurück. Viele von ihnen sind genau das Gegenteil von dem, was die westliche Gesellschaft uns lehrt, aber Sie haben eine Wahl. Wir erinnern uns an einen Teilnehmer unserer Gruppe, der sehr ernsthaft einwandte: «Aber es sind doch nur acht Wochen!» Das ist richtig, aber sie können der Anfang von etwas sein, das sich durch Ihr ganzes weiteres Leben zieht. Die beste Möglichkeit, diese Einstellungen in einen Zusammenhang zu bringen, ist vielleicht, das Gegenteil zu betrachten. Sie können nicht urteilen und Ihre Situation akzeptieren, wie wir vorschlagen, oder sich das Gegenteil vorstellen: eine urteilende, ungeduldige, besserwisserische, paranoide Person, die alles kontrollieren will und die Realität verkennt – entscheiden Sie!

Aber Scherz beiseite. Manchmal berühren diese Einstellungen Menschen, die mit Krebs leben, unangenehm, weil Sie vielleicht glauben, wir forderten Sie auf, Ihre Diagnose und Prognose passiv anzunehmen und nicht zu versuchen, die Dinge besser zu machen. Das ist keineswegs der Fall; Akzeptanz im Sinne der Achtsamkeit bedeutet ja gerade, die Dinge so zu sehen, wie sie wirklich sind. Wenn Sie es mit Krebs zu tun haben, hat Verleugnung keinen Sinn. Etwas zu akzeptieren bedeutet nicht, dass Sie es mögen oder sich so wünschen, aber wenn es bereits so ist, haben Sie nichts davon, die Augen davor zu verschließen. Wie können Sie weiterkommen, wenn Sie die Herausforderungen, vor denen Sie stehen, nicht als real annehmen?

Ebenso bedeutet Nichtstreben nicht, dass Sie den ganzen Tag in Trance auf Ihrem Meditationskissen sitzen; wir haben ja schon über die Absicht gesprochen, die wie eine Art Streben aussehen könnte. Nichtstreben ist in der Tat paradox, denn der einzige Weg, Ihre Absichten zu verwirklichen, nachdem Sie sie definiert haben, ist der, sie loszulassen, damit sie im Hintergrund bleiben, und sich stattdessen darauf zu konzentrieren, das Sein zu lernen, statt etwas zu tun. Ein gutes Beispiel dafür ist die Absicht, sich zu entspannen. Sie können sich sagen: «Ich muss mich entspannen – jetzt!», und sich wirklich anstrengen, um das zu erreichen, aber wir können Ihnen garantieren, dass es nicht funktionieren wird. Der einzige Weg, sich wirklich zu entspannen, besteht darin, diese Absicht ganz und gar loszulassen, nicht zu tun und sich darauf zu konzentrieren, die Dinge einfach sein zu lassen. Ja, im Hintergrund Ihres Geistes wollen Sie sich immer noch entspannen, aber das geschieht oder geschieht nicht. Es ist wichtig, dass Sie lernen, sich damit wohlzufühlen. Alles andere führt nur zu mehr Kämpfen und läuft Ihren Absichten zuwider. Wenn Sie zu meditieren beginnen, akzeptieren Sie alles, was geschieht, genau, wie es heute ist.

Stellen Sie sich ein Glas trübes, schlammiges Wasser vor. Die einzige Möglichkeit, es zu reinigen, besteht darin, es ruhig stehen zu lassen; dann setzt sich der Schlamm irgendwann am Boden ab. Das Wasser wird klar und trinkbar. Sie können das nicht beschleunigen, indem Sie das Glas schütteln oder das Wasser zwingen wollen, klar zu werden; das bewirkt nur das Gegenteil. Das Gleiche gilt für die Entspannung ihres Körpergeistes. Es reicht, wenn Sie Ihre Übungszeiten in gutem Glauben einhalten; mehr brauchen Sie nicht zu tun.

Eine neue Sicht der Dinge

Hier wollen wir es mit einer Übung versuchen, die auf dem Geist des Anfängers beruht und ursprünglich von Jon Kabat-Zinn (1990) stammt. Es geht darum, Dinge zu sehen wie beim allerersten Mal. Wie bei allen Übungen, die in diesem Buch beschrieben sind, können Sie die Anleitung erst lesen und dann die Übung ausführen, mit oder ohne die Anleitung, oder Sie holen jetzt die Rosinen und führen die Übung aus, während Sie sie zum ersten Mal lesen, legen das Buch zwischendurch weg und nehmen sich die Zeit, die Sie für die Ausführung brauchen. Sie könnten auch jemanden bitten, Ihnen die Anleitung vorzulesen, während Sie die Übung ausführen, oder sie selbst laut lesen (bzw. lesen lassen) und aufnehmen, um sie bei späteren Gelegenheiten abzuspielen. Sie können diese Übung mehr als einmal durchführen oder auf verschiedene Weise, um zu sehen, wie sich Ihre Erfahrung jedesmal verändert.

Übung 3.1
Achtsam eine Rosine essen

Nehmen Sie eine Rosine und legen Sie sie auf Ihre Handfläche. Sie werden sie jetzt erleben, als ob Sie noch nie einen solchen Gegenstand gesehen hätten; tatsächlich haben Sie noch nie genau diese Rosine gesehen. Lassen Sie sich Zeit für diese Erkundung; sie kann einige Minuten oder auch länger dauern. Nehmen Sie sich die Zeit, den Gegenstand mit allen Sinnen wahrzunehmen.

Beginnen Sie mit dem Sehen. Nehmen Sie seine Form wahr, seine Farbe, wie viel Platz er im Raum einnimmt. Halten Sie die Rosine zwischen Daumen und Zeigefinger und betrachten Sie, wie das Licht von ihrer Oberfläche reflektiert wird, während Sie sie drehen, die Schattierungen von Licht und Farbe.

Schließen Sie jetzt die Augen und erleben Sie nur das Gefühl in Ihrer Hand. Können Sie das Gewicht spüren? Fühlt sich die Rosine rau an, glatt, klebrig, hart oder weich? Spüren Sie die Rillen in der Oberfläche? Sind Sie gleichmäßig? Spielen Sie mit den Fingern daran herum und beachten Sie die Veränderungen in Form und Struktur der Rosine.

Führen Sie sie an Ihre Nase und atmen Sie ihren Duft ein. Duftet sie überhaupt? Wenn ja, wie würden Sie das beschreiben? Süß, erdig, salzig oder modrig? Oder riecht die Rosine überhaupt nicht? Nehmen Sie in Ihrem Körper eine Reaktion auf den Duft der Rosine wahr? Achten Sie auf Ihren Mund und Ihren Magen, um zu erfahren, ob dort Reaktionen stattfinden. Welche Gedanken kommen Ihnen zu diesem Gegenstand in den Sinn? Vielleicht erinnern Sie sich an Dinge, die Sie mögen oder nicht mögen, oder an Zeiten, zu denen Sie früher schon mit solchen Gegenständen Kontakt hatten. Diese sind angenehm oder unangenehm; stellen Sie einfach fest, welche Reaktionen ausgelöst werden, und kehren Sie dann zu Ihrer sinnlichen Wahrnehmung zurück.

Halten Sie den Gegenstand jetzt an Ihr Ohr; wie dämpft er die Geräusche, die auf Ihr Ohr treffen? Bringt er selbst Geräusche hervor?

Entsteht ein Geräusch, wenn Sie ihn zwischen den Fingern drehen? Kommen Sie sich komisch vor, wenn Sie einer Rosine zuhören? Nehmen Sie all das einfach wahr. Berühren Sie jetzt damit Ihre Lippen; fühlt sich das ähnlich an wie die Berührung Ihrer Finger, oder anders? Wenn Sie bereit sind, öffnen Sie den Mund und legen Sie die Rosine hinein. Lassen Sie sie einen Augenblick auf Ihrer Zunge liegen; wie fühlt sich das an? Ist sie glatt, rau, schwer, leicht? Beobachten Sie, wie Ihre Zunge schon automatisch weiß, wie sie die Rosine geschickt hin und her bewegen muss. Nehmen Sie den Drang wahr, hineinzubeißen (oder sie auszuspucken!). Wenn Sie bereit sind, beißen Sie in den Gegenstand, und nehmen Sie die Geschmacksexplosion wahr, das Gefühl, wie Ihre Zähne durch die Haut dringen. Während Sie den Gegenstand langsam kauen, beobachten Sie die Veränderung der Struktur, des Geschmacks, wenn er verschiedene Bereiche Ihrer Zunge berührt, den Drang zu schlucken. Wenn er gut gekaut ist, erlauben Sie sich, den Gegenstand zu schlucken. Spüren Sie, wie er sich durch Ihre Speiseröhre nach unten zum Magen bewegt? Nehmen Sie den Geschmack wahr, der im Mund zurückbleibt. Können Sie spüren, dass Sie jetzt genau um eine Rosine schwerer sind?

Diese Übung zeigt die Einstellung des Anfängergeistes, der etwas Vertrautes betrachtet wie beim allerersten Mal. Wie war es für Sie, eine Rosine auf diese Weise zu essen? Wie hat sie geschmeckt? Viele Menschen sagen, dass sie noch nie eine so köstliche oder aromatische Rosine gegessen hatten. Wie unterscheidet sie sich von der Art, wie Sie gewöhnlich solche Dinge essen? Vielleicht schaufeln Sie sie normalerweise einfach in den Mund und nehmen sich kaum Zeit zum Kauen. Wie wäre es, wenn Sie öfter so wie in dieser Übung essen würden? Würden Sie weniger essen und es vielleicht mehr genießen? Wir empfehlen Ihnen, einmal eine ganze Mahlzeit so zu essen, das Besteck nach jedem Bissen wegzulegen, vielleicht die Augen zu schließen und jeden Mundvoll gründlich zu kauen, Struktur und Geschmack wahrzunehmen, bevor Sie das Besteck wieder aufnehmen und den nächsten Bissen angehen. Das dauert vielleicht länger, aber Sie werden Ihre Mahlzeit mit Sicherheit mehr genießen, indem Sie Pausen einlegen und achtsam essen.

Aufmerksam atmen

Der Atem ist ein unglaublich mächtiges Werkzeug und ein Verbündeter bei allem, was Meditation, Stressreduzierung und Achtsamkeit angeht. Wir verwenden ihn oft als Mittelpunkt unserer Achtsamkeitsübungen. Ein Vorteil davon, sich auf den Atem zu konzentieren, besteht darin, dass er immer da ist; ganz gleich, wo Sie sind oder was Sie tun, solange Sie leben, atmen Sie. Deshalb kann Sie nichts daran hindern, Sich jederzeit achtsam mit Ihrer Atmung zu befassen. Der Atem ist immer anwesend, und vielleicht deshalb schenken ihm die meisten Menschen nur selten Aufmerksamkeit. Er erscheint so langweilig: ein-aus, ein-aus und immer so weiter. Dabei ist der Atem erstaunlich interessant, wenn man einmal innehält und ihm Aufmerksamkeit widmet. Das tun wir jetzt. Wir möchten nicht, dass Sie Ihren Atem irgendwie verändern; achten Sie einfach nur auf ihn. Nehmen Sie sich einen Augenblick Zeit für die folgende Übung: «Achtsames Atmen».

Übung 3.2
Achtsames Atmen

Setzen Sie sich möglichst bequem hin, im Gleichgewicht und aufrecht, mit geradem Rücken, sodass Ihr Brustkorb nicht nach innen fällt. Suchen Sie eine Haltung, in der Sie entspannt, aber aufmerksam bleiben können. Legen Sie jetzt eine Hand leicht auf den Bauch, gerade unter dem Nabel (vielleicht kommen urteilende Gedanken auf, doch öfter ins Fitnessstudio zu gehen; lassen Sie sie einfach los!). Legen Sie die andere Hand oben auf Ihren Brustkorb,

gerade über das Brustbein. Schließen Sie jetzt die Augen und achten Sie auf Ihren Atem. Versuchen Sie nicht, ihn zu kontrollieren; nehmen Sie ihn nur wahr.
Vielleicht denken Sie für sich «ein», wenn Sie einatmen, und «aus», wenn Sie ausatmen. Achten Sie auf jede Bewegung, die Ihre Hände spüren, wenn Sie atmen. Bewegt sich eine Hand mehr auf und ab als die andere? Wo spüren Sie mehr Bewegung? Bewegt sich die eine oder die andere Hand gar nicht? Wie lang dauert das Einatmen im Vergleich zum Ausatmen? Sind sie ähnlich lang oder sehr unterschiedlich? Was dauert länger? Gibt es Pausen oder Lücken nach dem Ein- oder nach dem Ausatmen? Fließt der Atem glatt oder geht er stoßweise und mit Unterbrechungen?
Stellen Sie fest, dass sich Ihr Atem verändert hat, jetzt da Sie auf ihn achten? Wenn ja, wie hat er sich verändert? Sitzen Sie einfach still mit dem Atem und beobachten Sie, ob Ihre Gedanken abschweifen, zu Plänen, Sorgen oder was Sie sonst beschäftigt, und lenken Sie Ihren Geist dann zurück zu Ihrem Atem, wenn Sie merken, dass er wandert. Können Sie sich andere Aspekte Ihres Körpers bewusst machen, während Sie dasitzen, vielleicht Spannungen im Genick, in Schultern oder Armen, vielleicht Ihren Herzschlag oder das Knurren Ihres Magens? Nach einigen Minuten lassen Sie Ihre Hände zur Seite fallen, öffnen Sie die Augen und kehren Sie mit Ihrer Aufmerksamkeit in den Raum zurück.

Was haben Sie bei dieser Übung wahrgenommen? Oft beobachten Menschen, dass sie eine bestimmte Art zu atmen erreichen wollen, weil sie gehört haben, dass diese Art besser ist als eine andere; also meldet sich der urteilende Geist mit Gedanken wie: «Mein Atem ist zu flach», «Ich atme nicht lang oder tief genug» und so weiter. Die Anleitung besagte, den Atem nicht zu verändern; konnten Sie diese Anweisung ausführen? Das ist schwierig, nicht wahr? Viele Menschen sagen, dass einfach die Tatsache, dass sie auf ihren Atem achten, Veränderungen mit sich bringt, dass sie langsamer atmen und sich entspannter fühlen. Das gilt aber nicht für alle; manche bemerken, wenn sie auf ihren Atem achten, dass es ihnen schwerer fällt zu atmen oder sie in Panik geraten. Diese Erfahrungen sind weitverbreitet und kein Grund zur Sorge. Eine andere häufige Erfahrung ist, das die Gedanken oft innerhalb von Sekunden von der Aufmerksamkeit für den Atem abschweifen. Vergessen Sie nicht, dass aufmerksam sein eine Fähigkeit ist, die geübt werden muss; wenn Sie das regelmäßig tun, können Sie sich bald für längere Zeit konzentrieren. Denken Sie an den kleinen Hund, wenn Sie zu streng reagieren.

Zwerchfellatmung

Nachdem wir Ihnen gerade verboten haben, Ihren Atem zu verändern oder zu bewerten, informieren wir Sie jetzt über Arten zu atmen, die für Entspannung und Konzentration hilfreich sind. Das soll nicht heißen, dass andere Arten zu atmen schlecht oder falsch sind; sie dienen alle unterschiedlichen Zwecken. Die Technik, die wir anwenden, heißt «Zwerchfellatmung», «Abdominalatmung» oder «Bauchatmung» oder auch schlicht «tiefe Atmung». Sie ähnelt dem, was im Yoga als «vollständige Atmung» bekannt ist. Auf Abbildung 3.1 ist dargestellt, wie das Zwerchfell arbeitet, wenn Sie tief atmen.

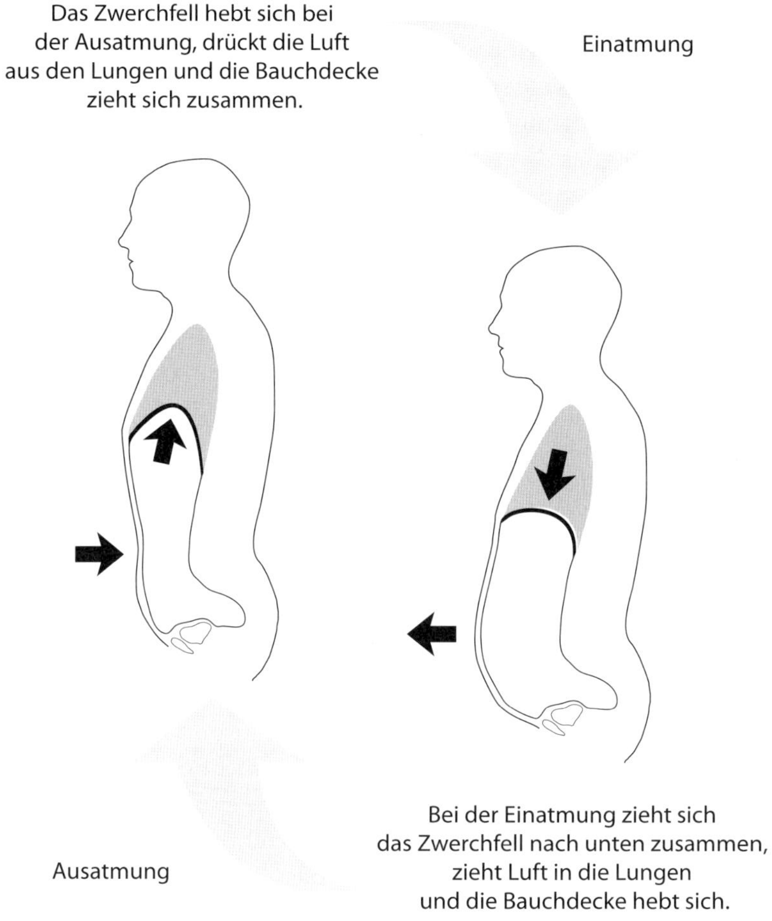

Abbildung 3.1 Zwerchfellatmung

Das Zwerchfell ist ein Muskel, der den Bauchraum zwischen der Lunge und den Bauchorganen quer durchzieht. Wenn Sie voll einatmen, wird das Zwerchfell flach, zieht nach unten und funktioniert wie ein Blasebalg, der Luft in die Lungenbläschen saugt, wo der Gasaustausch stattfindet. Kohlendioxid wird ausgestoßen und Sauerstoff kann aufgenommen und nach Bedarf durch den Blutkreislauf verteilt werden. Wenn sich das Zwerchfell nach unten wölbt, werden die Bauchorgane zusammengedrückt, deshalb hebt sich die Bauchdecke und dehnt sich aus. Diese Bewegung können Sie mit der Hand spüren. Wenn Sie ausatmen, drückt das Zwerchfell Luft aus den Lungen, indem es sich nach oben bewegt, und die Bauchdecke fällt ein.

Wenn wir die Übung Achtsames Atmen anleiten, stellen viele Menschen fest, dass sich vor allem die obere Hand bewegt, also auch der Brustkorb. Das kann damit zu tun haben, dass wir gelernt haben, den Bauch einzuziehen, damit er sich beim Atmen nicht mehr hebt, oder mit einer schlechten Körperhaltung, welche die Atmung behindert. Wenn Sie häufig so atmen, hat das zur Folge, dass Sie die Luft nicht ganz aus den Lungen drücken bzw. nicht vollständig in die Lungen hineinsaugen. Das führt dazu, dass Sie weniger effizient atmen. Bei flacherer Atmung wird die Luft bei jedem Atemzug teilweise ausgetauscht, aber die verbrauchte Luft mit Kohlendioxid wird nicht vollständig durch frische Luft mit mehr Sauerstoff ersetzt. Ein effizienter Austausch dieser Gase im Blut ermöglicht es dem Körper, besser zu funktionieren.

Sauerstoff wird aus den Lungenbläschen in den Blutkreislauf aufgenommen und zu den Muskeln und Organen transportiert, auch zum Gehirn. Langsames, tiefes Atmen ernährt also nicht nur den Körper, es regt auch Teile unseres Nervensystems an, die es uns ermöglichen, entspannt und ruhig zu bleiben. Darüber erfahren Sie später noch mehr. Fürs Erste schlagen wir Ihnen vor, dass Sie diese Art zu atmen anwenden, wenn Sie einen ruhigen, wachen Zustand erreichen wollen, z. B. wenn Sie sich auf eine Meditationssitzung vorbereiten oder wenn Sie Atmung und Bewegung bei einer Yoga-Übung koordinieren. Vielleicht möchten Sie die nächste Übung, den Body-Scan, mit ein paar langsamen, tiefen Atemzügen in den Bauch beginnen. Sie können diese nützliche Art zu atmen aber jederzeit anwenden.

Body-Scan

Der Body-Scan ist eine grundlegende Übung und die erste formelle Meditation, die wir im MBCR-Programm durchführen. Wie Sie vielleicht bemerkt haben, als Sie die Übung zum bewussten Atmen weiter vorn in diesem Kapitel ausgeführt haben, kann es schwer sein, die Aufmerksamkeit bei der Atmung zu halten; der Vorgang ist unauffällig, gleichförmig und nicht wirklich fesselnd. Die Body-Scan-Übung stellt noch andere körperliche Empfindungen ins Zentrum der Aufmerksamkeit. Manchen Menschen fällt es zwar leichter, ihre Aufmerksamkeit auf etwas Festes zu richten, etwa einen Zeh oder den Ellenbogen, statt auf die Atmung, aber wir beginnen das Achtsamkeitstraining vor allem deshalb mit dem Body-Scan, um deutlich zu machen, dass alle Meditationsübungen, die wir lernen, im Körper stattfinden; sie werden sozusagen verkörpert. Unsere Gesellschaft ist sehr intellektuell orientiert und oft auf das Denken, das Gehirn, den Kopf fixiert, aber es ist unser Körper, in dem sich Dinge tun. Jeder geistige Zustand wird in einem Zustand des Körpers ausgedrückt; jede unserer Emotionen, alle unsere Gedanken haben Auswirkungen im Körper. Wir werden ins im nächsten Kapitel näher damit beschäftigen.

Obwohl der Körper für unser Leben eine so große Rolle spielt, wird er leicht vergessen. Ein beliebtes Zitat stammt aus der Kurzgeschichte «Ein betrüblicher Fall» in der Sammlung *Dubliner* von James Joyce; es betrifft eine Figur namens Mr. Duffy. Von ihm heißt es: «Er lebte ein wenig neben seinem Körper.» Etwas Ähnliches könnte man vielleicht bei vielen von uns feststellen! Wenn wir durch das Leben gehen, fällt es uns leicht, unseren Körper zu vernachlässigen. Wir werden ihm so entfremdet, dass wir uns gar nicht mehr bewusst sind, wie wir atmen oder ob unsere Muskeln vielleicht völlig verspannt sind. Die Krankheit selbst kann die Entfremdung von unserem Körper noch verstärken.

Der Körperscan ist eine Methode, uns wieder auf liebevolle, sanfte Art mit unserem Körper vertraut zu machen. Vor allem wenn Sie

Krebs hatten, haben Sie vielleicht das Gefühl, dass Ihr Körper Sie verraten hat; Sie haben ihn so gut wie möglich behandelt und trotzdem Krebs bekommen. Vielleicht sind Sie wirklich wütend auf ihren Körper. Vielleicht wurden Sie operiert oder auf andere Weise behandelt, sodass Ihr Körper nun ganz anders ist, als er vorher war. Jetzt ist es an der Zeit, sich wieder mit Ihrem Körper anzufreunden, dem einzigen, den Sie in diesem Leben haben werden. Trotz seiner Fehler hat er Sie bis zu diesem Punkt gebracht. Mit dem Body-Scan können Sie sich Ihrem Körper öffnen, wie er ist, können ihn mit all seinen Fehlern annehmen. In der Anleitung, wie auch bei anderen Meditationen in diesem Buch, haben wir Gedankenstriche eingebaut, die eine Pause von ein bis zwei Atemzügen anzeigen, ehe es zum nächsten Satz weitergeht. Wenn Sie auf diese Weise üben, brauchen Sie dafür dreißig bis fünfundvierzig Minuten; Sie können aber auch schneller vorgehen. Ausserdem haben wir, wie bei anderen Übungen in diesem Buch, die Form von Vorschlägen statt der Befehlsform gewählt, um den sich entwickelnden Prozess darzustellen. Wir haben auch die Anzahl der Pronomen minimiert (z. B. «Sie» oder «Ihre»), um den Vorrang des Bewusstseins vor persönlicher Aktivität zu betonen. Wir schlagen vor, die Anleitung für den Body-Scan aufzunehmen, sodass Sie sie sich anhören können, wann immer Sie möchten. Mit etwas Übung werden Sie bald einen Body-Scan in eigener Regie, ohne Anleitung durchführen können.

Übung 3.3
Body-Scan

Der Body-Scan lädt Sie dazu ein, in einen Zustand tiefer Entspannung und Bewusstheit einzutreten und darin zu verweilen, in eine Art wachen Schlaf. Wenn Sie sich tief entspannen, übernehmen Sie eine aktive, starke Rolle, in der Sie die Heilkräfte Ihres Körpergeistes unterstützen.

Suchen Sie sich einen bequemen Platz zum Liegen, wo Sie ungestört ruhen können, vielleicht eine Matte oder einen Teppich auf dem Fußboden, ein Bett oder einen Liegesessel. Vielleicht ist es für Sie bequemer, wenn Sie bestimmte Bereiche Ihres Körpers mit Kissen unterstützen.

► Im Liegen – das Gesicht nach oben – auf dem Rücken liegen – an diesem Ort der Entspannung – vielleicht die Augen schließen – spüren, wie der Körpergeist sich dem festen Halt auf dem Boden anvertraut – dem Körper seine ganze Länge gönnen, Brustkorb offen – Arme ruhig an der Seite – Handflächen nach oben geöffnet – die Beine bequem geöffnet – die Füßen fallen mit ihrem eigenen Gewicht zur Seite – in eine bequeme Lage.
Still liegen – jetzt – für eine Weile – nur der Fluss des Atems, der Energie, des Bewusstseins – den Wunsch loslassen, die Dinge könnten anders sein, als sie sind – sie dürfen genau so sein – genau so, wie sie sind.
So viel wie möglich folgen, körperliche Empfindungen wahrnehmen – Gefühle – die Aktivität des Geistes unterwegs – wertende, kritische Gedanken bemerken und loslassen – das Bewusstsein allem öffnen, was dem Körpergeist begegnet – daran denken, dass es keine richtige oder falsche Art zu fühlen gibt – dass Gefühle Gefühle sind – die Gefühle, die entstehen, einfach akzeptieren und zulassen – wissen, dass es gut so ist.
Das Bewusstsein auf den Atem lenken – den auf- und abschwellenden Atem im Inneren – dem natürlichen, leichten Rhythmus folgen – so, wie er ist – einfach das Gefühl erleben – wie die Luft einströmt – und aus – dem Sein – vielleicht bemerken – mit dem inneren Sinnesorgan des Bewusstseins – die rhythmischen Bewegungen von Rippen und Bauch – das Heben – das Senken – das Senken – das Heben – bei jeder Ausatmung – vielleicht das Loslassen fühlen, wenn der Körpergeist – entlässt – und kühle Luft einströmt – und warme, feuchte Luft – ausströmt – aus – und – ein.

Das Bewusstsein auf den linken Fuß und den Unterschenkel lenken – vielleicht beginnend mit den Zehen – jede Zehe einzeln spüren, die Zwischenräume – die Empfindungen, die sich einstellen, bewusst wahrnehmen in diesem Teil des Körpers – ein Kribbeln – Wärme – oder Kälte, ein Gefühl von Größe oder Form – vielleicht wenig oder gar kein Gefühl – auch das ist gut so – was immer da ist – alles wahrnehmen – und loslassen, wenn das Bewusstsein zur nächsten Wahrnehmung wandert – und zur nächsten – Bewusstsein im Fuß – der Ferse – der Fußwölbung – der Achillessehne – der Wade – dem Schienbein – bis hinauf zum Knie – die Kniekehle – die Seiten – die Vorderseite – jetzt, mit der nächsten Einatmung – Bewusstsein in den ganzen Unterschenkel und den Fuß strömen lassen – seine Präsenz und Energie spüren – ausatmen, den Unterschenkel im Bewusstsein aufgehen lassen – überschäumend.

Und nun das Bewusstsein in das obere Bein verlagern – Oberschenkel – Hüfte – Vorder- und Rückseite – wieder nur wahrnehmen – fühlen – akzeptieren – loslassen und weitergehen – wahrnehmen, was wahrzunehmen ist, zu spüren, zu fühlen – das Bewusstsein erforscht alles – was sich zeigt – Gefühle, Gedanken, die entstehen – Erinnerungen – was auch immer kommt – erleben – ganz bewusst – und loslassen.

Mit der nächsten Einatmung – das Bein als Ganzes spüren – mit Bewusstsein füllen – am Rand und im Zentrum – von den Zehen bis zur Hüfte – und dann mit der Ausatmung alles loslassen.

In Bewusstsein auflösen, wenn die Aufmerksamkeit zum linken Fuß und Bein wandert – in der Zeit, die sie dazu braucht – jeder einzelnen Wahrnehmung auf dieser Seite bewusst – das Bewusstsein führen durch – die Zehen – jede Zehe – jede Oberfläche – Innen- und Außenseite des Fußes – Ober- und Unterseite – Knochen und Muskeln fühlen – Form und Energie – das Bein – und so weiter – mit der nächsten Einatmung, das Bewusstsein auf das ganze Bein ausweiten – alles spüren – und jetzt loslassen, das Bewusstsein wieder auflösen und verlagern.

Nun zum Becken – alle Spannungen wahrnehmen – das Bewusstsein darf das Loslassen anregen – alles Festhalten auflösen, jede Spannung – jetzt die Beckenregion erkunden – vom Beckenboden – den Genitalien – dem Gesäß – den Hüften – bis zur Taille – mit jedem Atemzug – alles Festhalten auflösen, alles Verkrampfen – in diesen empfindlichen, verletzlichen Körperteilen – im Bewusstsein der Fähigkeit, sich der Umwelt zu öffnen oder zu verschließen – zulassen – loslassen – in der Sicherheit dieses Augenblicks – weiter bewusst wahrnehmen, was sich hier zeigt – vielleicht das Bewusstsein einer Bewegung oder der Druckveränderung, die mit jedem Atemzug geschieht – was sich zeigt, Gefühle – Gedanken – wahrnehmen – und weitergehen – mit der nächsten Einatmung – diesen ganzen Bereich mit Bewusstsein füllen, und mit der Ausatmung – das Becken im Bewusstsein aufgehen lassen.
Nun weitergehen – zum Rumpf – zum Bauch – den Seiten – dem Rücken – dem unteren und dem oberen – zur Brust – zum Brustkorb – den Rippen – Schultern – Armen – Händen – Fingern – spüren – wahrnehmen – bewusst machen, was hier ist – bewusst erkunden – neugierig – ein Gefühl von der Breite des Rumpfes – seine Form – sein Umriss – seine Oberfläche – die Haut – seine Tiefe – die Mitte – und den Atem wieder wahrnehmen, der sich nach innen und außen bewegt – sich leicht ausdehnt und zusammenzieht, wieder und wieder – dann – einatmen – den ganzen Rumpf mit Bewusstsein füllen – dann ausatmen – auflösen und verlagern.
Das Bewusstsein nun zum Hals wandern lassen – zur Kehle – zum Gesicht – zur Kopfhaut – den Ohren – den Raum zwischen den Ohren – zu den Augen – zur Nase – dem Mund – jede Spannung auflösen – den Kiefer locker lassen – die Zunge weich im Mund liegen lassen.
Jetzt – mit der nächsten Einatmung – spüren oder sich vorstellen, wie Energie oder Bewusstsein aufgenommen wird durch den höchsten Punkt des Kopfes – vielleicht durch ein Blasloch, wie ein Wal oder Delfin – das Bewusstsein zieht nach unten – kreist im

Körper, erfüllt ihn und fegt ihn aus – energetisiert – reinigt – erleuchtet – voll Energie – die Energie nach unten strömen lassen, sie verlässt den Körper durch die Fußsohlen, der Atem strömt nach außen – wird ein Kanal für die Energie – die hineinströmt – und wirbelt – füllt und wieder leert – mit jedem Atemzyklus – jetzt ganz leicht – loslassen – im Bewusstsein ruhen – im Bewusstsein des gesamten Seins – gleichzeitig – Vollständigkeit erleben – das Wunder des Ganzen – genau so, wie es ist – das Wunder des Seins – einige Augenblicke still ruhen, loslassen – zufrieden, so, wie Sie sind – loslassen – in Stille und Bewusstsein.

Nach einigen Minuten wecken Sie sich vorsichtig auf. Während Sie durch den Rest des Tages gehen – durch Ihr Leben – können Sie vielleicht einen Rest Frieden mitnehmen, ein Gefühl von Trost, Werte, die Ihnen zur Verfügung stehen, wann immer Sie daran denken – innezuhalten – eine Pause zu machen – loszulassen – und im Bewusstsein zu bleiben.

Nehmen Sie wahr, wie Sie sich nach dem Body-Scan fühlen. Es gibt zwar kein richtiges Fühlen, aber viele Menschen erleben stille Entspannung und Konzentration. Es ist auch nicht ungewöhnlich einzuschlafen, denn diese Meditation kann zutiefst entspannend wirken. Das Ziel der Übung ist allerdings eher eine Art Wachwerden als Einschlafen: Auch wenn Sie sich entspannt fühlen, sind Sie auch sehr wach. Wenn Sie merken, dass Sie einschlafen, können Sie vielleicht zu einer anderen Tageszeit üben (eher vor einer Mahlzeit als danach oder gleich morgens nach dem Aufstehen), im Sitzen oder mit offenen statt geschlossenen Augen. Manchmal wird Ihnen vielleicht bewusst, dass Ihre Aufmerksamkeit abgewandert ist, dann können Sie sich erneut konzentrieren, neu beginnen oder an dem Punkt einsetzen, an den Sie sich zuletzt erinnern.

Manchmal stellen Menschen auch fest, dass der Body-Scan ihre Ängste vergrößert oder körperliche Probleme in den Vordergrund holt, mit denen sie sich nicht befassen möchten. Sarah zum Beispiel, eine fünfundfünfzigjährige, verheiratete Überlebende nach Brustkrebs, merkte, wie ihre Angst zunahm, als sie sich bei ihrem ersten Versuch mit dem Body-Scan dem Brustbereich näherte. Sie war zwei Monate zuvor operiert worden, um einen Knoten aus einer Brust zu entfernen, und sie hatte eine Narbe, die sich fest anfühlte und zog, wenn sie den Arm hob. Sie fand die Narbe äußerst hässlich, blaurot und zusammengezogen. Sie hatte sie ihrem Mann noch nicht gezeigt und wollte sie auch selbst nicht sehen. Als nun der Gruppenleiter bei der Meditation zu diesem Bereich hinführte, spürte Sarah, wie sich ihr Körper verspannte und ihre Angst zunahm. Als Sie die Stelle erreichte, wollte sie den Anweisungen folgen und auf ihre körperlichen Empfindungen und Gefühle achten. Sie versuchte, gleichmäßig zu atmen, merkte aber, wie ihr Tränen aus den Augenwinkeln liefen, und sie schluchzte leise.

Sie empfand den Verlust und die Trauer darum, wie ihr Körper bisher gewesen war, wie viel sie durchgemacht hatte, und dass sie nie mehr dieselbe sein würde. Für sie war das der Beginn eines Heilungsprozesses. Tag für Tag, jedes Mal, wenn sie den Body-Scan durchführte, fiel es ihr leichter, ihrer verstümmelten Brust Aufmerksamkeit zu schenken, bis ihr Kummer schließlich nachließ und sie eher eine Art Freundlichkeit für das empfand, was ihr Körper durchgemacht hatte.

So üben Sie diese Fähigkeiten

Am Anfang ist hier viel zu lernen; wir empfehlen Ihnen, damit zu beginnen, dass Sie jeden Tag eine bestimmte Zeit reservieren, um den Body-Scan zu üben; normalerweise genügen rund dreißig Minuten. Dann arbeiten Sie jeden Tag die Anleitung durch und nehmen bewusst die Einstellung des Nichturteilens und der Akzeptanz gegenüber Ihrer Erfahrung ein. Sie können auch Ihrer Nahrung und Ihrer

Art zu Essen mehr Aufmerksamkeit schenken und vielleicht jeden Tag eine Mahlzeit bewusst einnehmen, ohne Ablenkung durch Fernsehen, Radio, Zeitung und so weiter. Auch das ist eine Art, für Ihren Körper zu sorgen. Sie können zu jeder Tageszeit mit der Zwerchfellatmung beginnen, sobald Sie sich verspannt oder nervös fühlen; verschieben Sie Ihre Atmung bewusst nach unten in den Bauchraum, verlangsamen und glätten Sie den Atemfluss. Üben Sie mindestens eine Woche oder zwei, ehe Sie zur Sitzmeditation übergehen, die im nächsten Kapitel beschrieben wird.

4 Antworten auf Stress

In Kapitel 2 haben wir die Stressreaktion behandelt und das typische Stresserleben im Körper beschrieben. Wir haben Sie gebeten, über Ihre gewohnheitsmäßigen Reaktionsmuster bei Stress nachzudenken und diese Symptome als Hinweise zu nutzen, um einige der Werkzeuge zur Stressreduktion einzuüben, die wir in Kapitel 3 beschrieben haben, zum Beispiel die Zwerchfellatmung. In diesem Kapitel unterscheiden wir deutlicher zwischen Ihrer typischen Stressreaktion – dem gewohnheitsmäßigen, reflexhaften Verhalten, das Sie in einer als stressig empfundenen Situation automatisch erleben – und der eher zweckgerichteten Antwort auf Stress – Ihre überlegte, sorgfältige Reaktion auf die Stressfaktoren, die Ihnen begegnen. Sie werden sehen, dass diese Unterscheidung sehr nützlich sein kann, wenn Sie durch Ihren Alltag gehen, wo Ihnen kleine Routineprobleme wie auch größere Herausforderungen begegnen.

Auf Stress reagieren oder besser antworten?

In den Abbildungen 4.1 und 4.2 zeigen wir den Unterschied zwischen einer typischen Stressreaktion und der eher zweckgerichteten Antwort auf Stress, die Sie in diesem Programm erlernen. Die Abbildungen sind Abwandlungen aus Jon Kabat-Zinns Buch *Gesund durch Meditation* (Kabat-Zinn, 1990).

Die Stressreaktion

In Abbildung 4.1, «Auf Stress reagieren», sind am oberen Rand des Bildes externe Stressereignisse zu sehen. Das kann alles Mögliche sein, von Zuspätkommen bei einem Termin bis hin zu einer Krebsdiagnose, von langfristigen Belastungen wie der Pflege eines alten Elternteils zu abgrenzbaren Ereignissen wie die Abgabe der Steuererklärung im allerletzten Moment. Das Entscheidende bei äußeren Stressanlässen ist, dass sie nicht an sich Stress auslösend wirken; erst der nächste Schritt, Ihre Einschätzung ihrer Bedeutung, entscheidet, ob Sie diese äußeren Ereignisse als stressig wahrnehmen. Ihre Wahrnehmung bestimmt auch Ihre körperliche Reaktion auf die Ereignisse.

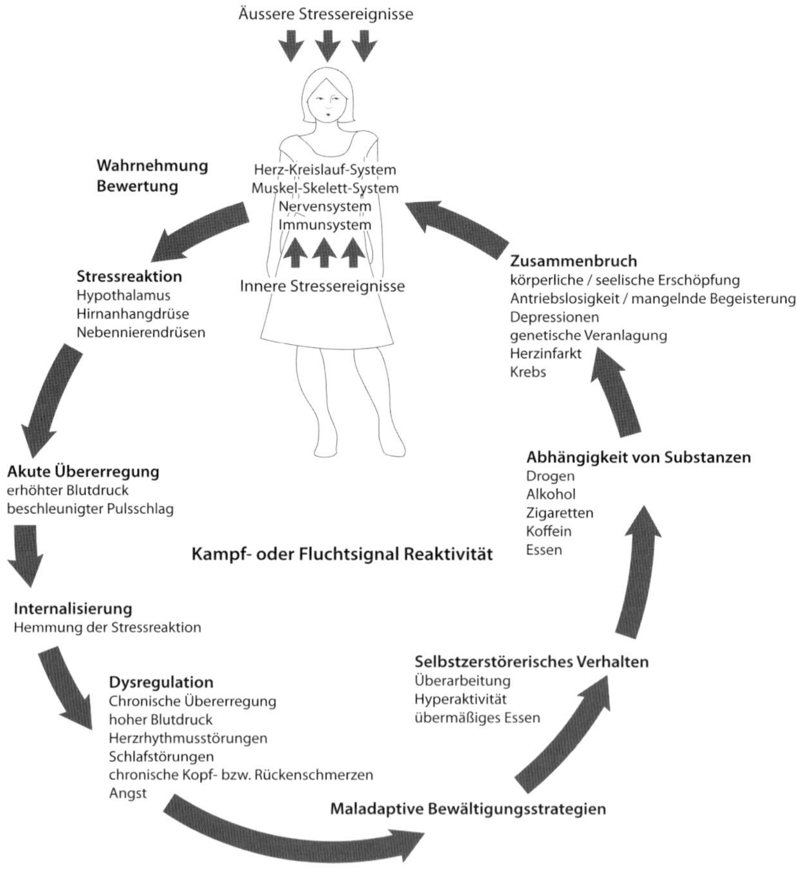

Abbildung 4.1: Auf Stress reagieren

Das Wahrnehmen und Bewerten geschieht schnell und automatisch; oft wird Ihnen gar nicht bewusst, dass es geschieht. «Natürlich ist es stressig, zu spät zu kommen», denken Sie, «die Leute warten auf mich!» Aber nicht alle Menschen finden ähnliche Situationen gleich stressig. Jemand anders denkt vielleicht: «Na gut, ich rufe sie eben an und sage Bescheid, dass ich später komme – kein Grund zur Panik.» Natürlich finden es fast alle, die es betrifft, stressig, eine Krebsdiagnose zu bekommen, aber auch dieses Ereignis erleben nicht alle Betroffenen auf die gleiche Weise. Wer Krebs für ein sicheres Todesurteil hält, reagiert unzweifelhaft anders als jemand, der weiß, dass die allgemeinen Überlebensraten für viele Krebsarten über 90 Prozent liegen. Wir beschäftigen uns genauer mit unserer Interpretation von Ereignissen und den Geschichten, die wir uns selbst erzählen, in Kapitel 7; vorerst genügt es zu wissen, dass der Schritt der Einschätzung für die weitere Entwicklung des Kreislaufs von Bedeutung ist.

Die körperliche Reaktion

Nachdem Sie bewusst oder unbewusst entschieden haben, wie stressig ein Ereignis ist, setzt der Körper mit einer entsprechenden Stressreaktion ein. Erinnern sie sich an die Kampf- oder Fluchtreaktion, die wir in Kapitel 2 beschrieben haben? Hier wird sie ausgelöst. Wie in Abbildung 4.1 dargestellt, schalten sich Ihr Herz-Kreislauf-, Nerven-, Muskel- und Immunsystem gleichzeitig ein und verursachen Symptome wie Herzrasen, erhöhten Blutdruck, Schweiß an den Händen und Muskelspannung. Ihr Körper bereitet sich darauf vor, der Gefahr entgegenzutreten, oder, wenn diese Strategie keinen Erfolg verspricht, machen Sie sich bereit, in die Berge zu rennen, so schnell die Füße Sie tragen. Deshalb fließt Blut in Arme und Beine, das Herz schlägt schneller, um es dorthin zu schaffen, und Ihr Blutdruck steigt. Gleichzeitig wird Blut vom Verdauungssystem weggeleitet, denn die Hausarbeit kann liegen bleiben, bis die Gefahr vorüber ist. Dann kann man zur alltäglichen Routine von Essen, Verdauen und Ruhen zurückkehren. Dieses

System funktioniert gut, wenn die Stressfaktoren, die Ihnen begegnen, alle zur akuten, zeitlich begrenzten Sorte gehören.

Aber was ist mit gefühlten Bedrohungen, die nie enden? Wenn der Stress, den Sie erleben, aufgrund eines Gedankens in Ihrem Kopf entsteht, nicht durch eine reale Gefahr in Ihrer Umgebung? Wenn wir einen Stressfaktor wie das Leben mit Krebs betrachten, die Pflege eines älteren Verwandten oder chronische Sorgen, bleibt dieser Stressfaktor über Monate oder gar Jahre gegenwärtig. Wie bewältigen viele Menschen dieses Problem? Als erste Verteidigungslinie werden sie es vielleicht einfach beiseiteschieben, minimieren, unterdrücken oder seine Existenz verleugnen: «Natürlich ist es nicht leicht, aber mir geht es gut.» Das ist der Punkt Internalisierung in Abbildung 4.1. Leider vertreibt Internalisierung die Störung nur aus unserem Bewusstsein, aber die belastende Situation wird nicht grundlegend aufgelöst und kann deshalb jederzeit wieder hervorbrechen. Die Internalisierung von Stress entfernt das auslösende Ereignis aus dem Mittelpunkt unserer Gedanken, aber es wirkt sich noch immer auf unseren Körper, auf unsere Gefühle und unser Verhalten aus.

Ohne entsprechenden Ausgleich können die körperlichen Reaktionen auf alltäglichen Stress chronisch und auffälliger werden. Vielleicht leiden Sie unter Dysregulation – verschiedene Körpersysteme geraten aus dem Gleichgewicht, was zu dauerhaft erhöhtem Blutdruck führen kann, zu Herzproblemen wie Herzrhythmusstörungen und zu anderen schädlichen Auswirkungen auf den Körper. Übermäßige Aktivierung und Störung der Regulierungsmechanismen des Körpers können eine ganze Kette von Problemen nach sich ziehen. Schwierigkeiten dabei, am Abend abzuschalten und einzuschlafen, können diese noch verschärfen. Hinzu kommt bei vielen lang anhaltende Muskelverspannung, die zu Kopfschmerzen, Rückenschmerzen und anderen Schmerzen und Missempfindungen führt.

Die Verhaltensreaktion

Wenn Ihr Körper so weit aufgedreht ist und Sie unter den Folgen langfristiger Übererregung leiden, sind Sie vielleicht zu fast allem bereit, nur um eine Nacht gut schlafen zu können oder sich zu entspannen. An dieser Stelle greifen Menschen oft zu den bekannten Helfern: Alkohol, Zigaretten, Schlaftabletten oder Frustessen wie Eis oder Kartoffelchips. Für viele ist ein Einkaufstrip ein kurzfristiger Ausweg. Wer kann Ihnen einen Vorwurf machen, wenn Sie manchmal auf eine dieser Bewältigungsstrategien hereinfallen? Sie sind bequem, legal, leicht zugänglich, weitverbreitet und gesellschaftlich anerkannt, außerdem scheinen sie in gewissem Maß zu wirken.

Andere, die diese Mittel oder Aktivitäten vermeiden möchten, vergraben ihre Sorgen vielleicht in chronischer Überarbeitung oder übermäßiger Beschäftigung. In der Tat werden diese Verhaltensweisen wie Arbeitssucht oft gelobt und können finanzielle und berufliche Belohnungen einbringen. Wenn Sie nicht ständig beschäftigt und immer in Eile sind, könnten manche Leute sogar fragen, ob Sie mit Ihrem Leben genug anfangen. Aber das Problem zu verleugnen und mit Drogen oder Ablenkung zu verdecken, löst es nicht und beendet nicht die anhaltenden Reaktionen Ihres Körpers.

Die Folgen

Alle diese Verhaltensweisen sind schnelles Flickwerk, kurzfristige Lösungen, die einen beachtlichen Nachteil haben. Wenn Sie Abbildung 4.1 noch einmal betrachten, führt der letzte Pfeil zum Zusammenbruch des Systems. Ihr Körper kann nur eine gewisse Menge Stress und Belastung ertragen, bevor eine Stelle nachgibt. Wie das geschieht, hängt größtenteils von Ihrer genetischen Veranlagung ab, von bereits existierenden Prädispositionen und Anfälligkeiten. Manche Menschen laufen Gefahr, Herzkrankheiten oder Süchte zu entwickeln, andere neigen eher zu Depressionen. Vielleicht fühlt man sich einfach erschöpft und unfähig, mit dem hohen Tempo des Lebens Schritt zu halten. Viele Menschen mit Krebs versuchen es mit Stressreduktion, weil sie glauben, dass die Auswirkungen von Stress auf ihr Immunsystem sie anfällig für Krebs gemacht haben. Manche haben den Verdacht, dass ihre ungesunden Bewältigungsstrategien an der Entstehung der Krankheit beteiligt waren.

Wie in Kapitel 2 dargestellt, ist die Annahme, dass ein direkter ursächlicher Zusammenhang zwischen Stress und Krebs besteht, umstritten. Wir wissen, dass manche ungesunden Elemente des Lebensstils, die unter dem Einfluss von chronischem Stress angenommen werden (z. B. Rauchen oder Trinken) zur Entwicklung von Krebs beitragen können, aber es gibt noch viele andere auslösende Faktoren. Wir können einigermaßen sicher sagen, dass die meisten Menschen alles in ihrer Macht stehende tun wollen, um ihre Chancen, in Zukunft krebsfrei zu bleiben, zu erhöhen. Niemand kann garantieren, dass eine Verbesserung Ihrer Resilienz oder eine Veränderung Ihrer Antwort auf Stress Sie diesem Ziel näher bringt, aber wir wissen, dass es sicher nicht schadet, dass Sie dadurch glücklicher werden und das Leben mehr genießen können! Der nächste Abschnitt stellt eine Alternative zur Abwärtsspirale der Stressreaktion vor.

Die Antwort auf Stress

Bevor der in Abbildung 4.1 dargestellte Zyklus Sie zu sehr entmutigt, wollen wir Ihnen eine andere Möglichkeit zeigen, die wir die Antwort auf Stress nennen. Vielleicht sind Sie davon überwältigt, sich in der Abwärtsspirale der maladaptiven Stressreaktion wiederzufinden, aber es gibt zahlreiche Wege und Umwege, die Sie von diesem vorgezeichneten Pfad wegführen können. In der Tat gibt es an jeder Abzweigung der Abbildung oben eine entsprechende Ausfahrt, die wir Ihnen beschreiben wollen.

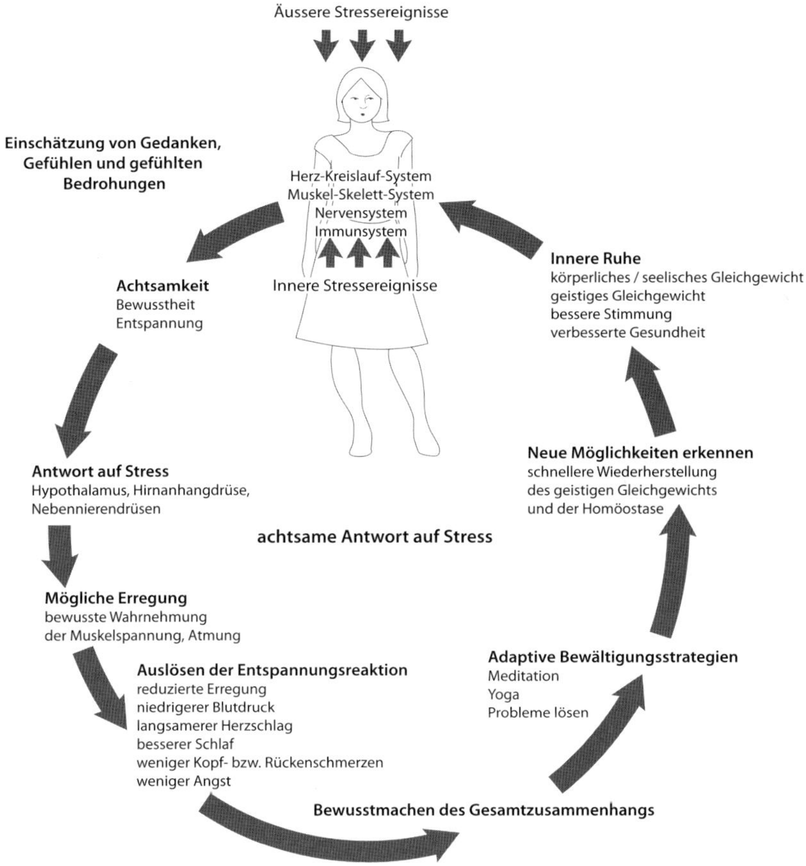

Abbildung 4.2: Auf Stress antworten

Auch Abbildung 4.2 beginnt mit externen Stressereignissen, die nicht verschwinden; es wird immer Verkehrsstaus geben, anstrengende Jobs, Gesundheitssorgen und pflegebedürftige Menschen. Der erste Schritt ist jedoch Ihre Wahrnehmung und Einschätzung der Situation und dabei können Sie von Achtsamkeit und Bewusstheit profitieren. Allein die Wahrnehmung, dass Sie eine Entscheidungsmöglichkeit haben, kann ein Durchbruch sein, gerade weil unsere Gedankenmuster sich so oft tief eingraben und automatisch ablaufen. Sie können innehalten und sich sagen:

«Ich habe hier die Wahl: Ich kann das als Katastrophe interpretieren oder ich kann beschließen, dass ich damit fertigwerde.»

Vielleicht kommt am Anfang doch Erregung auf, auch wenn Sie beschließen, dass Sie mit dem Stressfaktor fertig werden, aber sie ist vermutlich vorübergehend und weniger deutlich, als wenn Sie beschließen, es mit einer ausgewachsenen Katastrophe zu tun zu haben. Zu der körperlichen und geistigen Erregung kommt, dass Sie sich der Erregung bewusst werden und mit der Zeit andere Bewältigungstechniken anwenden können. Anstatt zur Hausbar zu gehen, zum Kühlschrank oder an den Computer, um sich zur Ablenkung etwas zu kaufen, können Sie sich mit ein paar tiefen Atemzügen beruhigen und mit Ihren Gedanken einen Augenblick sitzen bleiben oder Sie rufen einen Freund an, um über Ihre Gefühle zu reden. Vielleicht sehen Sie andere Möglichkeiten, an die Sie gar nicht gedacht haben. Indem Sie verschiedene Techniken anwenden, können Sie Ihre Reaktion auf Stress reduzieren und ein ruhiges Gleichgewicht erreichen. Mit der Zeit und etwas Übung können Sie lernen, diesen Prozess schneller und öfter zu durchlaufen.

So werden Sie weniger reaktiv und antworten überlegter auf Stress

Machen Sie sich keine Sorgen, wenn Sie noch immer von Ihrer Reaktion auf Stress überwältigt werden. Der erste Schritt besteht darin, zu bemerken, wann das geschieht, und sofort eine Achtsamkeitstechnik anzuwenden. Vielleicht nehmen Sie Ihre Reaktionen erst wahr, wenn Sie hinter dem Fahrer herfluchen, der Ihnen die Vorfahrt genommen hat. Das das ist in Ordnung. Nehmen Sie sich dann die Zeit anzuhalten, die Augen zu schließen und tief durchzuatmen. Beobachten Sie, wie sich Ihr Körper anfühlt: Merken Sie, wie Ihr Herz rast, Ihnen der Schweiß an den Händen ausbricht und Ihr ganzer Körper vor Ärger zittert? Bleiben Sie dabei. Verändert sich etwas, wenn Sie sich auf Ihre Empfindungen konzentrieren? Können Sie Ihre Muskeln entspannen und Ihren Herzschlag langsamer werden lassen?

Wenn die körperliche Reaktion abgeklungen ist, fragen Sie sich: «Warum habe ich mich so aufgeregt? Es war nicht mein Fehler; der andere Fahrer hat sich rücksichtslos verhalten. Ich habe viel um die Ohren und muss heute viel erledigen. Hätte ich anders reagieren können? Wer hat am meisten unter meinem Ausbruch zu leiden?» Der andere war vielleicht erschrocken oder peinlich berührt, aber Sie haben sich selbst der unschönen Erfahrung ausgesetzt, verärgert zu sein und Ihre Körpersysteme unter Stress zu setzen. Sie hätten den Zwischenfall ignorieren und weiterfahren können. Einer unserer Patienten teilte mit uns den Gedanken, dass Wut wie ein Gift ist, das Sie sich selbst geben und dabei erwarten, dass jemand anderes daran stirbt. Mit einer heftigen Reaktion geben Sie einem anderen sehr viel Macht darüber, wie Sie sich fühlen; wollen Sie diese Macht wirklich aus der Hand geben?

Wahrscheinlich werden Sie auf diese Weise länger üben müssen – indem Sie reagieren und dann überlegen, warum Sie so heftig reagiert und wie Sie sich dabei gefühlt haben – aber mit der Zeit werden Sie immer schneller bemerken, dass sich eine ausgewachsene Stressreaktion ankündigt und sie rechtzeitig bremsen können, wenn das angemessen ist. Natürlich ist anhalten und tief durchatmen nicht ideal, wenn ein Zug auf Sie zurast; es gibt Umstände, in denen die Stressreaktion sinnvoll ist. Wenn es aber nicht um eine Situation geht, in der Kämpfen oder Weglaufen hilft, ist es vermutlich nützlicher zu lernen, sie bei erster Gelegenheit zu unterbinden. Achtsamkeit ermöglicht den Zugang, über den Sie heilende Antworten in die Gleichung einbringen können.

In der Tat haben wir in Studien mit Brust- und Prostatakrebspatienten, die die Primärtherapie abgeschlossen hatten, das Ausmaß der Stressreaktion beobachtet, darunter die Ausschüttung des Stresshormons Cortisol (Carlson et al., 2004) und die inflammatorischen Zytokine des Immunsystems (Carlson et al., 2003). Wir stellten fest, dass nach unserem Programm und bis zu zwölf Monate später die Produktion dieser Substanzen bei den Teilnehmern des MBCR-Programms deutlich nachgelassen hatte (Carlson et al., 2007). Wir wissen nicht genau, was das für die weitere Entwicklung der Krankheit bedeutet, aber es deutet darauf hin, dass die Teilnehmer besser in der Lage waren, den Stress in ihrem Leben zu gestalten.

Formelle und informelle Achtsamkeitsübungen

Im vorhergehenden Kapitel haben wir achtsame Einstellungen und die eher formelle Übung Body-Scan vorgestellt. Jetzt werden wir eine weitere formelle Übung einführen, die Sitzmeditation. Aber zunächst halten wir es für wichtig, dass Sie sich den Unterschied bewusst machen zwischen dem, was wir «formelle» und «informelle» Achtsamkeits- oder Meditationsübungen nennen. Für eine formelle Meditation reservieren Sie eine bestimmte Zeit, nehmen eine besondere Haltung ein und sagen sich: «Jetzt meditiere ich.» Das entspricht der gewöhnlichen Achtsamkeit, die wir in Kapitel 3 beschrieben haben.

Diese Art Übung ist sehr wichtig, weil Sie dadurch Disziplin erlernen; sie sorgt auch dafür, dass Sie die nötige Zeit aufwenden, um die neuen Fähigkeiten einzuüben. Genau wie beim Erlernen anderer Fähigkeiten, z. B. Klavier oder Tennis spielen, werden Sie nicht über Nacht zum Virtuosen. Sie werden viele Stunden lang Tonleitern bzw. Aufschläge üben müssen, um auch nur ein paar Grundfertigkeiten zu erwerben. Auch das Meditieren erfordert Wochen und Monate des Übens, bevor Sie ein gewisses Maß an Bewusstheit für den gegenwärtigen Augenblick für eine sinnvolle Zeitspanne aufrechterhalten können. Letzten Endes müssen Sie Ihren Geist trainieren. Formelle Übungen helfen Ihnen dabei.

Aber was nutzt es, wenn Sie achtsam und bewusst auf Ihrem Kissen sitzen, diesen Zustand aber sonst nirgends erreichen? Wenn Sie während der Meditation freundlich akzeptieren können, auf Ihre Freunde und Angehörigen aber verletzend und wertend reagieren? Hier kommt die informelle Praxis, die Achtsamkeit in Großbuchstaben, ins Spiel. Informelle Achtsamkeit ist die Übung, sich daran zu erinnern, Ihre Bewusstheit und achtsame Haltung jederzeit anzuwenden. Sie können immer innehalten und sich auf Ihren Atem konzentrieren, Ihre körperlichen Empfindungen wahrnehmen, sich entscheiden, langsamer zu werden, ein paarmal tief durchzuatmen, die Muskeln zu entspannen, die Tagträume zu beenden und Ihre Aktivitäten in vollem Bewusstsein mit offenem Herzen und Akzeptanz auszuführen.

Wie oft verpassen Sie die Gelegenheit, freundlich zu sein, mit vollem Bewusstsein zuzuhören, geduldig zu sein statt in Eile und genervt? Diese Gelegenheiten gibt es immer; Ihre informelle Achtsamkeitspraxis besteht darin, mehr Bewusstheit in Ihre alltäglichen Aktivitäten zu bringen und einige der achtsamen Einstellungen anzuwenden, zum Beispiel langsamer zu werden, sich selbst, andere und Situationen so zu akzeptieren, wie sie sind. Wenn Sie in einer frustrierenden Situation sind, die Sie nicht ändern können, sagen Sie einfach zu sich selbst: «Es ist, wie es ist.» Das ist mit Sicherheit wahr. Es ist, wie es ist, und Sie können darüber schimpfen, sich schlecht fühlen und sich aufregen, oder einfach akzeptieren, dass es ist, wie es ist. Und außerdem ändert es sich ständig, Sie müssen sich also nicht daran gewöhnen!

Formelles Üben und informelle Praxis ergänzen einander perfekt. Sie können Achtsamkeit nicht wirklich voll und ganz praktizieren, ohne beides mit einzubeziehen. Beim formellen Üben haben Sie die Möglichkeit, unangenehme Gefühle auszuhalten, die vielleicht entstehen, und sich anders mit ihnen auseinanderzusetzen als im hektischen Alltag. Sie können zum Beispiel Ungeduld im Bewusstsein halten, statt alles in Bewegung zu setzen, damit es nach Ihrem Plan läuft. Das formelle Üben ist für Sie ein täglicher Mikrokosmos, in dem alles, was Sie im Leben vor Schwierigkeiten stellt, irgendwann auch aufkommen wird, um Sie beim Meditieren vor Schwierigkeiten zu stellen. Das ist gut! Seien Sie nicht enttäuscht, wenn Ihr Geist Ihnen diese alten Muster vorlegt; sagen Sie lieber: «Wunderbar! Hallo Ungeduld! Hallo Traurigkeit! Jetzt habe ich die Möglichkeit, mit dir zu üben und einfach zu sehen, was du eigentlich willst. Ich muss mich nicht beeilen, damit du wieder gehst.» Vielleicht stellen Sie überrascht fest, dass die Ungeduld, die Traurigkeit, oder welcher Dämon Ihnen auch begegnet, vorübergeht oder sich verwandelt, ohne dass Sie überhaupt etwas tun müssen, außer ihn zu akzeptieren, wie er ist.

Dieses neu Lernen und Trainieren beim formellen Üben kann Ihnen also neue Ideen und neues Selbstvertrauen für die informellen Begegnungen im Alltag geben. Vielleicht denken Sie sich: «Ich merke, dass ich gerade wirklich wütend bin und jemanden anschreien möchte, aber in der Meditation gestern war es gut, wütend zu sein, und das Gefühl ging von alleine weg; wenn ich jetzt ein paarmal tief atme, anstatt zu schreien, ist es vielleicht in Ordnung.» Das Ergebnis könnte Sie überraschen.

Sitzmeditation

Viele Menschen betrachten die Sitzmeditation als Herzstück des formellen Übens und tun fast nichts anderes mehr. Natürlich ist das Sitzen nur die Körperhaltung, was in Ihrem Geist vorgeht, kann sich gewaltig unterscheiden. Hier stellen wir die Grundlagen der achtsamen Bewusstheit im Sitzen vor. Wir beginnen meist mit der bewussten Atmung und erweitern das nach und nach auf die bewusste Wahrnehmung der anderen Sinne, Gefühle und Gedanken.

Die Sitzhaltung

Beginnen wir mit der grundlegenden Körperhaltung. Sie müssen nicht verknotet wie eine Brezel auf dem Fussboden sitzen, um zu meditieren. Sie können auf einem Stuhl mit gerader Rückenlehne sitzen, auf einem Meditationshocker oder mit einem Kissen auf dem Fußboden. Es hat sich schon bewährt, auf einer in der Mitte gefalteten Yogamatte zu sitzen oder auf einem Quilt oder Teppich, damit Ihre Knie und Knöchel ausreichend gepolstert sind, und dann ein Kissen unter Ihr Gesäß zu schieben, um in die Höhe zu kommen.

Wenn möglich, kreuzen Sie die Beine und lassen Sie die Knie auf dem Boden ruhen, sodass sie mit dem Steißbein ein Dreieck bilden. Wenn in der kreuzbeinigen Sitzhaltung Ihre Knie in der Luft bleiben, sollten Sie sie mit Kissen oder zusammengefalteten Decken unterstützen, um zu große Belastungen zu verhindern. Wenn Sie auf einem Stuhl sitzen, setzen Sie sich entweder ganz nach vorn oder aber schieben Sie die Hüften direkt an die Rückenlehne. Sie sollten aufrecht sitzen, nicht im Stuhl hängen. Stellen Sie die Füße fest auf den Boden, so weit auseinander, dass die Knie auf einer Höhe mit oder etwas unter den Hüften liegen.

Die Hände können Sie auf die Knie oder in den Schoß legen, sodass die Handflächen nach oben oder nach unten zeigen; beobachten Sie, wie sich diese Positionen jeweils anfühlen. Nehmen Sie Ihre Sitzbeinhöcker an der Beckenbasis wahr; sie sollten auf dem Kissen oder dem Stuhl ruhen und das Becken ganz leicht nach vorn geneigt sein. So bleibt die untere Lendenwirbelsäule schön gebogen und Ihr Rücken wird nicht rund oder hängt nach vorn. In dieser Haltung bleibt auch Ihr Brustkorb offen. Wichtig ist, dass Ihre Sitzbeinhöcker mindestens auf der Höhe der Knie sind. Bewegen Sie die Schulterblätter nach hinten und entlang der Wirbelsäule nach unten, sodass Ihre Schultern entspannt und weiter weg von den Ohren sind. Versuchen Sie, diese Körperhaltung während der Sitzmeditation beizubehalten, so weit wie möglich, aber ohne sich zu sehr anzustrengen. Passen Sie Ihre Sitzposition ruhig an, wenn Sie Schmerzen haben, aber bewegen Sie sich nicht unbewusst aus nervöser Unruhe.

Die Sitzmeditation üben

Diese Anleitung hilft Ihnen vielleicht am besten, wenn Sie sie vor dem Üben aufnehmen oder wenn sie Ihnen jemand vorliest, während Sie meditieren. Stattdessen können Sie auch einen Absatz lesen und einige Minuten üben, bevor Sie zum nächsten Abschnitt weitergehen. Sie können auch CDs mit dieser Meditation über unsere Website bestellen: www.mindfulnesscalgary.ca.

Übung 4.1
Sitzmeditation

Finden Sie eine bequeme Sitzhaltung, bei der Ihr Rücken aufrecht ist, Ihr Kopf im Gleichgewicht auf dem Hals ruht und Ihre Schultern nach hinten und unten gezogen sind. Wenn Sie auf einem Stuhl sitzen, rutschen Sie nach vorn an die Kante und stellen Sie die Füße flach auf den Boden bzw. auf ein Kissen oder einen Schemel. Achten Sie darauf, dass Sie den Rücken frei halten und sich nicht am Stuhl anlehnen, wenn möglich. Wenn Sie auf einem Kissen sitzen, achten Sie darauf, dass Ihre Hüften erhöht sind und Ihre Beine auf dem Boden bzw. auf Kissen liegen, um Überlastungen zu vermeiden. Legen Sie die Hände auf die Knie oder in den Schoß, eine auf die andere. Richten Sie sich in einer Position ein, die Sie bequem über längere Zeit durchhalten können.

► Lassen Sie jetzt Ihre Konzentration zum Ein- und Ausströmen des Atems wandern – der Geist ist entspannt und weit – muss nichts erschaffen – spürt nur das sanfte Heben der Bauchdecke, des Bauchraums, mit jeder Einatmung – und das Fallen mit jeder Ausatmung – den Atem natürlich fließen lassen – das Ein- und Ausströmen beobachten, ohne ihn zu kontrollieren – jedes Ein und Aus beobachten, jedes Heben und Senken, und sich in den gleichmäßigen Rhythmus des Atems sinken lassen – den Geist darin ruhen lassen – die Bewegung des Atems spüren.
Die Bewegung des Atems spüren und sich dabei daran erinnern, die Konzentration zu verstärken – das Einströmen des Atems spüren und dabei «ein» denken – und «aus», wenn er hinausfließt — oder «heben» und «senken» mit den Bewegungen des Bauchs oder des Brustkorbs – ganz sanft, ganz ruhig im Geist – nur das Bewusstsein der realen Empfindungen verstärken – nur das Hinein und Hinaus beobachten – das Heben und Senken – den Geist immer wieder zurück zur Atmung bringen.

Die Atmung muss nicht besonders sein – jeder Atemzug ist einzigartig – nicht unbedingt lang oder tief, oder anders als er ist oder sich verändert – denn er geschieht sowieso, einfach bewusst wahrnehmen – ein Atemzug nach dem anderen.
Vielleicht wahrnehmen, wie die Aufmerksamkeit wandert – das ist in Ordnung – vielleicht sich in Gedanken verlieren, in Pläne, Erinnerungen oder Sorgen – vielleicht den Atem schon länger nicht mehr bewusst wahrnehmen – kein Problem – kein Grund zu urteilen oder zu analysieren, herauszufinden, wie es kam – es macht nichts aus – einfach die Ablenkung loslassen und neu beginnen – loslassen und die Aufmerksamkeit zum leichten Ein- und Ausströmen des Atems zurückbringen.
Neu beginnen, immer wieder – die eigentliche Kunst des Übens – immer wieder – mit Geduld und Gleichmut von Neuem beginnen.
Beim Sitzen und Erspüren des Atems vielleicht Empfindungen im Körper wahrnehmen, die stark genug sind, die Aufmerksamkeit vom Atem abzulenken – das ist in Ordnung – wenn es geschieht, kein Grund, dagegen anzukämpfen oder die Empfindung zu verjagen – einfach das Bewusstsein ganz darauf lenken, die Empfindung zu erleben – sie vielleicht zum neuen Mittelpunkt der Meditation machen – mit der Atmung als Anker im Hintergrund.
Wenn starke Empfindungen aufkommen, die Erfahrung in diesem Augenblick still im Geist festhalten – Schmerzen, Jucken, Kribbeln, Druck – welches Wort die Empfindung am besten beschreibt – aber ohne sie als gut oder schlecht zu bewerten, als richtig oder falsch – nur einfach das Selbst bei den Veränderungen dieser Empfindung bleiben lassen, ohne sie festzuhalten, ohne sich bei ihr zu verspannen – die gleiche Art von Bewusstheit wie bei der Atmung – weit, offen, entspannt, frei – ohne verändern oder kontrollieren zu wollen – wahrnehmen, dass sie sich von selbst verändern – einfach entspannen mit dem Erleben der unangenehmen Empfindung – ohne dagegen anzukämpfen.
Bei einer unangenehmen Erfahrung erscheint vielleicht mit dem Wunsch, sie beiseitezuschieben, vielleicht Wut oder Angst darüber

– vielleicht eine geistige oder körperliche Verspannung spüren in Verbindung mit dem unangenehmen Gefühl – einfach diese Reaktion festhalten und zur unmittelbaren Erfahrung zurückkehren – mit der sich verändernden Empfindung entspannen.
Im Kampf gegen den Schmerz – mit Hass oder wachsenden Spannungen – mit einer Änderung der Körperhaltung – in voller Absicht herbeigeführt – überlegen, wohin jeder Teil des Körpers sich bewegen soll – achtsam bewegen und neu beginnen in Stille und Entspannung – die Veränderung der Empfindungen dabei beobachten.
Einfach zurückkehren zur Atmung – den Beginn dieses Atemzugs spüren und sein Ende – den Beginn der Bewegung nach oben und ihr Ende – den Beginn der Ausatmung und ihr Ende – den Beginn des Einsinkens der Bauchdecke und sein Ende – bei jedem Atemzug präsent bleiben, als ob es der erste und der letzte wäre – diese unmittelbare Aufmerksamkeit schenken – einfach hier sein, nirgends hinwollen, nichts tun wollen – einfach hier sein – das ist das Leben – in diesem Augenblick – in diesem Atemzug – ein und aus.
Jetzt die Konzentration etwas erweitern von der Atmung – erweitern auf andere Arten des Bewusstseins – dabei in Kontakt bleiben mit der Atmung als Anker und zurückkehren, wenn die Aufmerksamkeit in die Vergangenheit oder Zukunft wandert – den Schwerpunkt zum bewussten Wahrnehmen von Geräuschen verlagern – einfach hören – bemerken, wie mühelos das geht – ganz ohne eigenes Zutun – Geräusche geschehen ganz von alleine – einfach Geräusche im Körper hören – Geräusche im Raum – Geräusche anderer Menschen – Geräusche des Raums selbst – Geräusche außerhalb des Raums – eine gewisse Qualität der Stimme – ohne die Geräusche herbeizurufen oder zu vertreiben – ohne die Geräusche erkennen oder bezeichnen zu müssen, ohne sie als gut oder schlecht zu bewerten, als angenehm oder unangenehm – mühelos hören – ganz bewusst – das Geräusch tritt auf – einfach hören – Verbindung mit ihm aufnehmen – es verschwinden lassen – präsent in der Welt der Geräusche bleiben.

Jetzt das Bewusstsein erweitern auf Gefühle und Emotionen – die emotionale Stimmung im Geist wahrnehmen – ruhig, friedlich, gelangweilt? – Zufriedenheit, Unruhe, Traurigkeit, Angst, Neutralität? – den emotionalen Hintergrund erkennen und sich ihm öffnen, wie der Atmung, den körperlichen Empfindungen oder Geräuschen – die herausragenden Emotionen bewusst wahrnehmen, wenn sie entstehen – sie im Körper beobachten – im Bauch, im Herzen, in der Kehle, hinter den Augen – die Emotionen wahrnehmen, wie sie im Körper wohnen – jede Emotion annehmen und sehen, wie sie steigt und fällt, wie sie sich mit jedem Atemzug verändert – weder richtig noch falsch – einfach erscheinen und verschwinden lassen.
Sich für die Gedanken des Geistes öffnen – ohne Gedanken zu denken – nur beobachten, wie sie aufgehen und versinken – fragen: «Was wird der nächste Gedanke sein?» – den allerersten Anfang bemerken – die Saat eines Gedankens im Geist – sein Aufstieg, seinen Höhepunkt, seinen Fall beobachten – er schwebt wie eine Wolke über den weiten, klar blauen Himmel – die Gedanken kommen und gehen sehen wie flüchtige Augenblicke des Geistes – sie kommen und gehen sehen, ob sie gewollt sind oder nicht – Gedanken ohne Denker – ohne sich in ihren Inhalt zu vertiefen – trotz vielleicht belastender Gedanken die Bewusstheit im Denken im Gleichgewicht halten – das Bewusstsein bleibt ruhig, friedlich, nimmt die Dinge an, wie sie sind – wir sind nicht unsere Gedanken – wir sind mehr als diese flüchtigen Augenblicke des Geistes.
Zum Schluss wieder zurückkehren zur Atmung – einfach das Strecken spüren, den Druck, die Bewegung von Brustkorb und Bauch, wenn der Atem kommt und geht – ein und aus – nichts tun – einfach mit der Atmung sein – jedes Ein- und Ausströmen bewusst wahrnehmen – auch wenn Ablenkungen auftauchen – Pläne und Bilder und Schmerzen – das ist alles in Ordnung – bemerken, wenn der Kontakt verloren geht, einfach immer wieder zurück-

kehren – zum Herzen der Übung – immer wieder beginnen – mit Geduld und Gleichmut zurückkehren.
Am Ende der Sitzung sanft die Augen öffnen – ein paar Augenblicke zuhören, den Geräuschen, die da sind – den Körper spüren – sehen, ob dieses Gefühl von Präsenz und Verbundenheit sich mitnehmen lässt in die Welt hinaus.

Übungszeiten

Diese Sitzmeditation dauert etwa dreißig Minuten, wenn Sie sie langsam lesen und Pausen zwischen den Abschnitten einlegen. Wir empfehlen Ihnen, die Sitzmeditation mit kürzeren Einheiten von zehn oder zwanzig Minuten zu beginnen, das aber schnell auf volle dreißig Minuten auszubauen. Wenn Sie den Body-Scan für etwa eine Woche geübt haben, wäre das ein guter Zeitpunkt, ihn mit einer Sitzmeditation jeden zweiten Tag abzuwechseln.

5 Achtsame Bewegung

Mit achtsamer Bewusstheit verschiedene Bewegungsdisziplinen wie Yoga, Tai Chi oder Tanzen zu üben, ist eine gute Methode, für sich selbst zu sorgen und dabei größere Harmonie und Weisheit im Verhältnis zwischen Geist und Körper zu entwickeln.

Weil wir glauben, dass dies ein besonders hilfreicher Weg zur Unterstützung des Heilungsprozesses ist, haben wir Yoga als integralen Bestandteil in unsere Methode aufgenommen. Yoga kann helfen, funktionale Fähigkeiten wiederherzustellen und zu erweitern, die während der Behandlung in Mitleidenschaft gezogen wurden. Yoga ist außerdem ein sanfter, mitfühlender Weg, für sich selbst zu sorgen und dabei Freude in den Prozess zu bringen, in dem Sie sich selbst als lebendes, bewegliches, körperliches Wesen neu kennenlernen. Viele gesundheitliche Vorteile, die dem Yoga traditionell zugeschrieben werden, wurden in jüngster Zeit wissenschaftlich bestätigt, darunter höhere Beweglichkeit, Balance und Ausdauer.

Viele Teilnehmer an unserem Programm hatten das Gefühl, sie wären zu alt, zu unbeweglich oder von ihrer Krebsbehandlung so mitgenommen, dass sie sich nicht einmal auf dem Fußboden niederlassen und schon gar keine ungewohnten Bewegungen einüben könnten. Wenn es Ihnen ebenso geht, lassen Sie sich von dem Wort Yoga nicht abschrecken. Wir verlangen nicht von Ihnen, auf dem Kopf zu stehen oder sich einen Fuß ins Genick zu legen! Die Bewegungsübung, die wir beschreiben, hat vor allem das Ziel, das Bewusstsein für Ihren physischen Körper zu erhöhen. Es ist völlig gleichgültig, wie «perfekt» sie die Bewegungen ausführen. Tun Sie einfach, was Sie können, und nehmen Sie bei Bedarf sinnvolle Veränderungen vor. Nehmen Sie den Geist des Anfängers an und lassen Sie sich auf diese Sache ein wie auf ein Abenteuer, mit Entdeckergeist und Staunen.

Wir erinnern uns an mehrere Teilnehmer, die keine Lust hatten, Yoga auszuprobieren. Besonders eine Frau war verlegen wegen ihres

Gewichts und machte sich Sorgen, dass sie nicht mehr vom Boden aufstehen könnte, wenn sie einmal unten war. Wir ermutigten sie, es doch zu versuchen, und sie war überrascht, als sie die meisten Übungen im Liegen fast ohne Probleme ausführen konnte, obwohl ihr das Atmen schwerfiel und ihre Handgelenke ein wenig schmerzten, wenn sie sich bei Übungen im Vierfüßlerstand darauf stützte. Sie konnte aufstehen, indem sie sich auf einen Stuhl stützte, und sie übte Tag für Tag zu Hause weiter. Als die acht Wochen zu Ende gingen, staunte sie, wie kräftig ihre Gelenke waren, wie sie immer leichter atmete und wie viel leichter ihr die Übungen fielen.

In diesem Kapitel geben wir praktische Hinweise zur Entwicklung einer Yoga-Praxis in Anlehnung an das, was wir im MBCR-Programm lehren. Diese Anleitung kann hilfreich für Sie sein, wenn Sie alleine zu Hause üben oder in einer Gruppe in einem Kurs oder Yoga-Studio. Genau wie beim Erlernen anderer Fähigkeiten ist die Anleitung durch einen erfahrenen Lehrer nützlich. Mithilfe der folgenden Informationen können Sie aber einen stabilen Grundstein für Ihre persönliche Yoga-Praxis legen, den Sie immer und überall bei sich haben.

Wenn Sie bereits Yoga üben oder das früher einmal getan haben, ermuntern wir Sie, sich mit neuer Begeisterung daran zu wagen. Wenn Sie zu Beginn jeder Yoga-Sitzung die Absicht klarstellen, Ihren Körper zu achten und während der ganzen Sitzung achtsam und aufmerksam zu bleiben, werden Sie Aspekte der Übungen neu entdecken, die sich inzwischen vielleicht schal anfühlen. Eine Dosis Anfängergeist kann Ihnen helfen, Routine zu vermeiden und etwas spielerischen Entdeckergeist in Ihre Übungen zu bringen.

Yoga im Zusammenhang

Yoga ist zu allererst eine uralte spirituelle Tradition. Der eigentliche Ursprung des Yoga liegt verborgen in grauer Vorzeit, aber in den vedischen Schriften, die in Indien im 2. Jahrtausend v. Chr. entstanden, wird der Begriff zur Beschreibung einer Methode verwendet, den

Geist zu disziplinieren, um die spirituelle Entwicklung zu fördern (Feuerstein, 2000, 342). Yoga wird oft aus dem Sanskrit als «Einheit» übersetzt, was auf die Vereinigung von Geist, Körper und Seele hinweisen soll. Die Wurzel des Wortes führt zu «Joch» oder «Zaumzeug», was die Bedeutung von Yoga als Disziplin darstellt.

Aus der Wurzel im Sanskrit entwickelte sich Yoga als eins der sechs orthodoxen Systeme der indischen Philosophie. Yoga wurde etwa im zweiten vorchristlichen Jahrhundert in den Yoga-Sutren des Weisen Patanjali niedergeschrieben. Das klassische Yoga umfasst eine Reihe ethischer und meditativer Praktiken, wir werden uns hier aber auf die disziplinierte Anwendung von Körperhaltungen (Asanas) konzentrieren, in geringerem Maß auch auf die Kontrolle des Atems (Pranayama), die ein integraler Bestandteil der Asana-Übungen ist.

Grundlagen der Yoga-Praxis

Mit den folgenden grundlegenden Hinweisen können Sie auf eigenen Beinen stehen.

Sicherheit

Es ist sinnvoll, den Körper zu Beginn der Yoga-Sitzung aufzuwärmen und zu lockern. Das kann etwas Einfaches sein, wie die Glieder so weit wie möglich zu schwingen, die Gelenke langsam zu drehen oder einen kleinen Tanz zu improvisieren. Yoga wird traditionell barfuss ausgeführt. Wenn Sie Socken oder leichte Schuhe tragen, ist es wichtig, dass Sie die Füße frei bewegen können und guten Halt auf dem Boden oder der Unterlage haben. Achten Sie auf eine ebene Grundfläche. Yogamatten helfen in beider Hinsicht und sind überall erhältlich. Es gibt sie in verschiedenen Stärken. Dickere Matten bieten zwar eine bessere Polsterung, fühlen sich aber weniger stabil an und man kann beim Bewegen mit den Zehen hängenbleiben.

Gehen Sie langsam und aufmerksam in die Asanas hinein und wieder heraus. Ein Teil der Kunst besteht darin, den Punkt in einer Asana zu finden, der gerade an der Grenze zur Unbequemlichkeit liegt. Von diesem Punkt aus werden die Muskeln mithilfe der Atmung, der Schwerkraft, stabilisierender oder entgegengesetzter Muskelkontraktion und Geduld dazu angeregt, sich zu lockern. Die Bindegewebe dehnen sich und die Energie im Körper kann freier fließen. Erhalten Sie das Bewusstsein für körperliche Empfindungen und die Atmung so gut wie möglich von einem Augenblick zum anderen aufrecht. Wenn Ihre Atmung nicht glatt und regelmäßig bleibt, ist das ein Zeichen, Ihre Anstrengungen auf einen Punkt zurückzufahren, an dem Sie wieder im Rhythmus atmen können.

Gerade Anfänger sollten sich nie schnell oder aggressiv in eine Asana stürzen. Achten Sie darauf, dass Ihre Gelenke immer gut ausgerichtet sind. Sie sollten das Gefühl haben, dass die Gelenke Raum haben, und sich bei Asanas im Stehen im ganzen Körper angehoben fühlen, ohne sich zu versteifen. Respektieren Sie Ihre empfindlichen Punkte. Wenn Sie verletzt waren oder kürzlich operiert wurden, müssen Sie vielleicht bei bestimmten Übungen den Bewegungsspielraum verringern, die Übung verändern, Polster oder Gurte als Hilfsmittel einsetzen oder die Übung ganz auslassen. Wenn ein Lehrer verfügbar ist, teilen Sie ihm Ihre Bedenken mit und bitten Sie um Rat. Sprechen Sie mit Ihrem Arzt über gesundheitliche Bedenken, bevor Sie mit den Yoga-Übungen beginnen.

Fortschritt

Beginnen Sie mit einfachen Übungen und gehen Sie dann zu schwierigeren über. Viele klassische Yoga-Stellungen sind einfach im Sinne von grundlegend. Sie haben sich über lange Zeit bewährt und sind nicht weniger wichtig als die schwierigeren. Stellen Sie sich die Grund-Asanas als Hauptgericht vor und die ausgefalleneren Variationen als Dessert. Genau wie Balletttänzer immer weiter Pliés üben und Musiker nie aufhören, Tonleitern zu spielen, behalten die grundlegenden Asanas ihren Wert, ganz gleich, wie viel Sie dazulernen.

Atem und Bewegung

Atem und Bewegung sind auf natürliche Weise koordiniert, da zu jeder Bewegung eine Einatmung oder eine Ausatmung gehört. Wenn der Körper sich zusammenzieht, gebeugt oder gedreht wird, atmen Sie aus; und wenn Sie den Körper weiten, öffnen oder strecken, atmen Sie ein. Wenn Sie unsicher sind, experimentieren Sie etwas, um herauszufinden, welches Atemmuster am besten zu einer Bewegung passt, um diese Frage zu klären. Atmung durch die Nase, wenn möglich, ist im Yoga üblich. Bei manchen Asanas, bei denen man sich seitlich beugt, kann etwas Atem zurückgehalten werden, bevor der Grund der Atmung erreicht ist, um die Wirbelsäule zu stützen und zu stabilisieren.

Yoga-Sequenzen

Die Asanas werden häufig zu Sequenzen verbunden, in denen sich die einzelnen Stellungen in ihrer Wirkung ergänzen und ausgleichen. So entsteht ein logisches Ganzes, in dem die Asanas fließend ineinander übergehen. In diesem Kapitel finden Sie Illustrationen und Anleitungen für zwei einfache Sequenzen; die eine wird im Liegen auf der Matte ausgeführt, die andere im Stehen; beide sollten den Möglichkeiten eines Anfängers entsprechen. In kurzer Zeit werden Sie vielleicht Freude daran haben, weitere traditionelle Sequenzen in einem Yogakurs zu lernen oder einzelne Asanas zu Ihrer eigenen, individuellen Sequenz zu verbinden.

Dynamisch oder statisch

Sie können Yoga-Stellungen oder fließende Sequenzen aus mehreren Asanas entweder dynamisch oder statisch ausführen. Bei dynamischen Übungen wird jede Bewegung mehrmals rhythmisch wiederholt, üblicherweise mit einer Einatmung und einer Ausatmung pro Wiederholung, oder die Bewegung fließt direkt von einer Asana in die nächste. Stattdessen können Sie jede Stellung, auch jede einzelne in einer Reihe von Asanas, längere Zeit halten. Eine Stellung für die Dauer von fünf oder sechs vollständigen Atemzügen zu halten, ermöglicht es dem Körper, sich an die Stellung zu gewöhnen, sodass die Reflexe nachlassen, die das Gewebe vor plötzlichen Belastungen schützen, indem sie den Bewegungsradius reduzieren. Üblicherweise gehen die dynamischen Übungen den länger gehaltenen voraus und bereiten den Körper darauf vor.

Anfangen

Betrachten Sie die folgenden Abbildungen, um ein Gefühl für die Logik und den Ablauf der Asanas zu bekommen. Wenn Sie erst mit Yoga anfangen, müssen Sie vielleicht gelegentlich auf den Abbildungen nachschauen, bis Sie die Sequenz auswendig kennen und fließend von einer Stellung zur anderen übergehen. Wir schlagen Ihnen vor, mit dynamischen Übungen zu beginnen und jede Bewegung rhythmisch mehrere (drei oder vier) Male zu wiederholen, bevor Sie zur nächsten Stellung übergehen. Denken Sie daran, dass achtsam und präsent bei den Bewegungsempfindungen und der Atmung zu bleiben den Kern der Übung darstellt. In unseren Kursen bereiten wir den Körper mit Yoga auf die Sitzmeditation vor, aber es ist auch in Ordnung, die Sitzmeditation zuerst oder eine Yogasitzung ohne andere Meditationen durchzuführen.

Die ganze Sequenz von Asanas im Liegen und im Stehen sollte mindestens zwanzig Minuten dauern, es kann aber auch sehr viel länger werden, wenn Sie manche Stellungen für mehrere Atemzüge halten. Wenn Sie viel schneller durch die Übungen flitzen, bewegen Sie sich vermutlich nicht achtsam im Einklang mit Ihrer Atmung. Wenn Sie merken, dass Sie das tun, nehmen Sie sich einen Augenblick Zeit, sich wieder auf den Atem einzustimmen und langsam weiterzumachen.

Übung 5.1
Yoga-Stellungen im Liegen

1. Ruhestellung: Beginnen Sie in der Ruhestellung (siehe Abbildung 5.1).

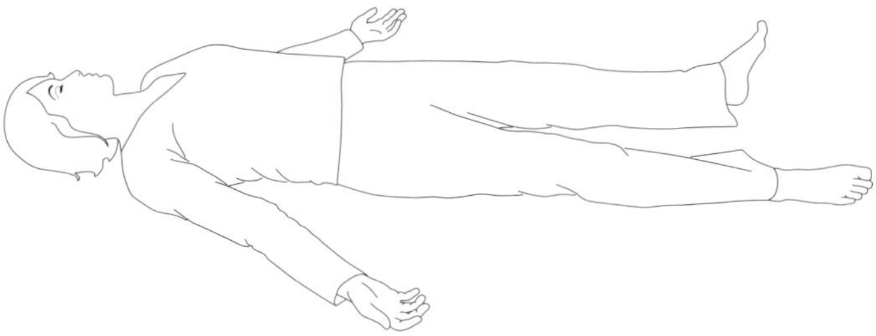

Abbildung 5.1: Ruhestellung

2. Die Arme über den Kopf strecken, die Füsse anwinkeln und vom Körper weg schieben, dabei den ganzen Körper dehnen und strecken (siehe Abbildung 5.2).

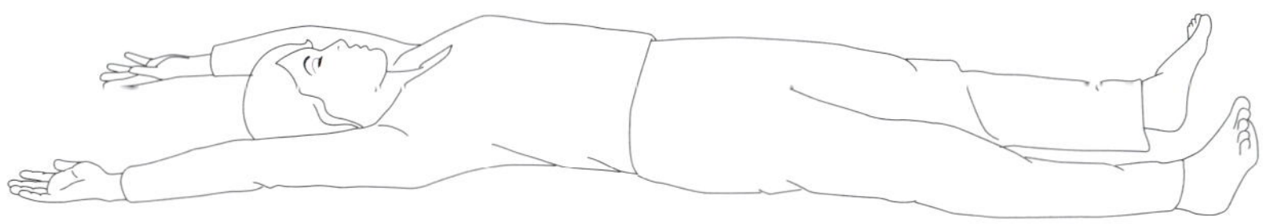

Abbildung 5.2: Streckung im Liegen

3. Becken kippen: Mit der Ausatmung den unteren Rücken in den Boden drücken und das Steißbein kippen, sodass das Becken sich zum Bauch hin neigt (siehe Abbildung 5.3).

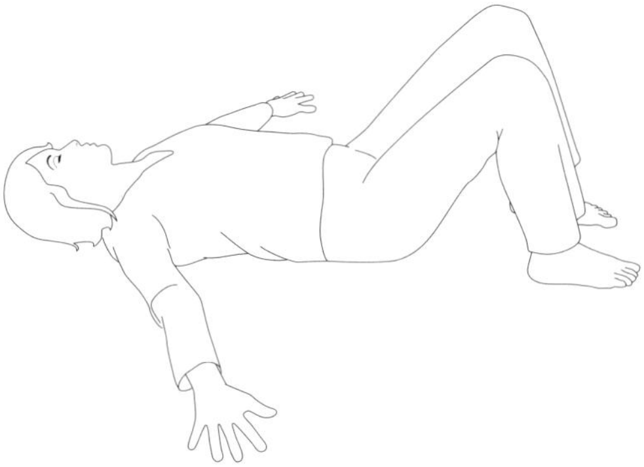

Abbildung 5.3: Becken nach außen kippen

4. Mit der Einatmung das Steissbein zu den Füssen hin kippen, dabei den unteren Rücken und den Bauch vom Boden abheben (siehe Abbildung 5.4).

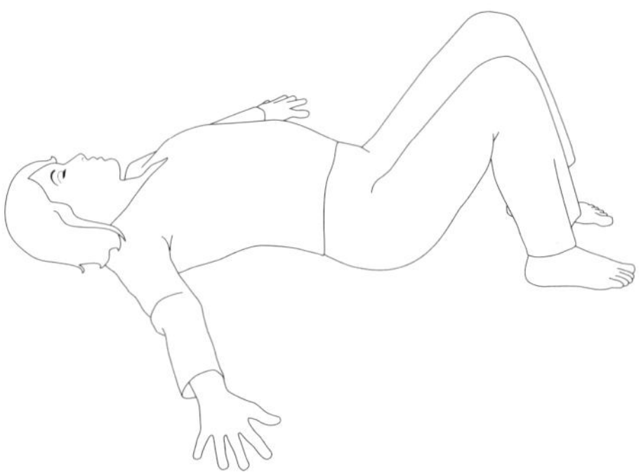

Abbildung 5.4: Becken nach innen kippen

5. Bein-Brust-Streckung: Ziehen Sie die Knie mit beiden Händen zur Brust hin. Rollen Sie die Knie leicht hin und her, um die Rückenmuskeln zu lockern (siehe Abbildung 5.5).

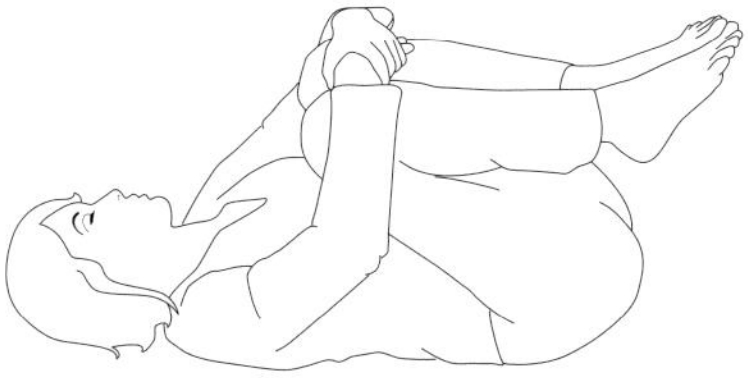

Abbildung 5.5: Knie zur Brust

6. Um die Streckung zu intensivieren, heben Sie beim Ausatmen den Kopf an. Atmen Sie ein und legen Sie den Kopf langsam wieder am Boden ab (siehe Abbildung 5.6).

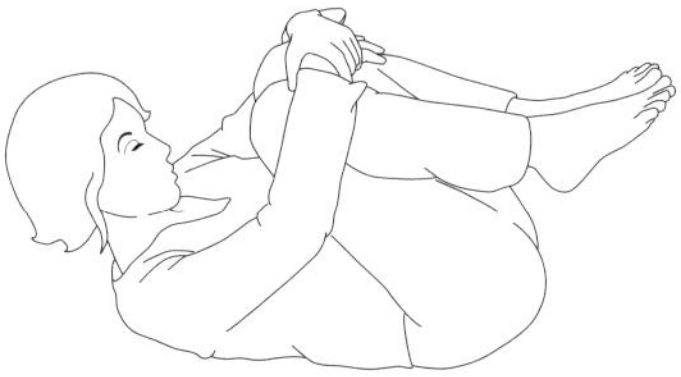

Abbildung 5.6: Kopf zu den Knien

7. Hüftbeuger-Streckung: Bringen Sie Ihr rechtes Knie zur Brust und halten Sie es mit beiden Händen; lassen Sie das linke Bein ausgestreckt auf dem Boden liegen. Wechseln Sie dann: Strecken Sie das rechte Bein aus und bringen Sie Ihr linkes Knie zur Brust (siehe Abbildung 5.7).

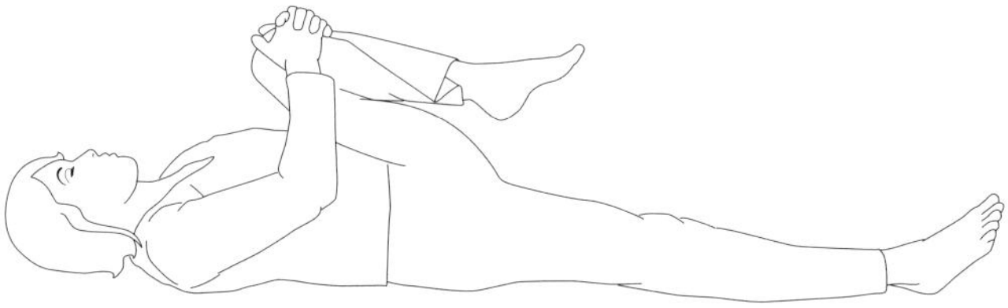

Abbildung 5.7: Knie zur Brust mit gestrecktem Bein

8. Um die Streckung auf jeder Seite zu intensivieren, bringen Sie den Kopf zum Knie, wenn Sie ausatmen. Atmen Sie ein und senken Sie dabei langsam den Kopf (siehe Abbildung 5.8).

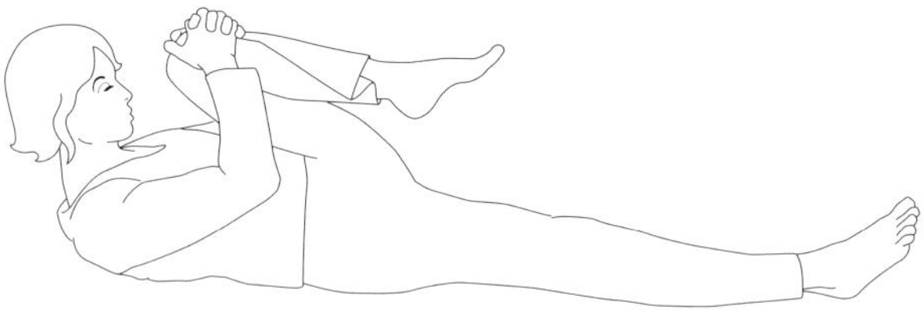

Abbildung 5.8: Kopf zum Knie mit gestrecktem Bein

9. Katze-Kuh-Streckung: Beginnen Sie in der neutralen Tisch-Haltung auf allen vieren mit geradem Rücken (siehe Abbildung 5.9).

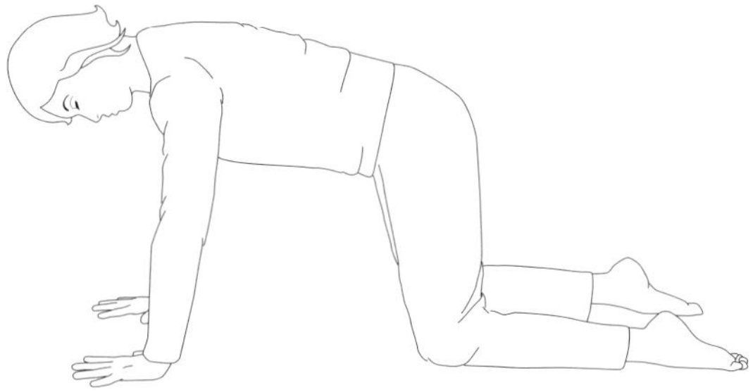

Abbildung 5.9: Vierfüßlerstand

10. Atmen Sie aus, machen Sie einen Buckel und senken Sie den Kopf wie eine Katze (siehe Abbildung 5.10).

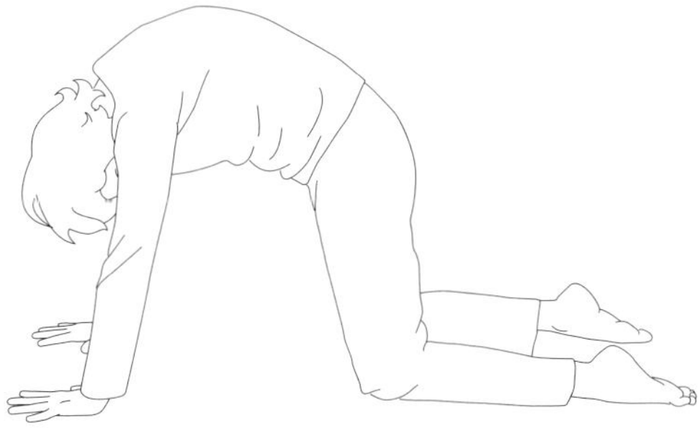

Abbildung 5.10: Katzen-Streckung

11. Mit der Einatmung lassen Sie Rücken und Bauch entspannt nach unten gehen und heben Sie den Kopf wie eine Kuh mit Senkrücken. Spüren Sie, wie die Bewegung am Steißbein beginnt und sich in einer Welle an der Wirbelsäule entlang zum Genick und zum Kopf fortsetzt (siehe Abbildung 5.11). Gehen Sie von der Katze in die Kuh und wieder zurück.

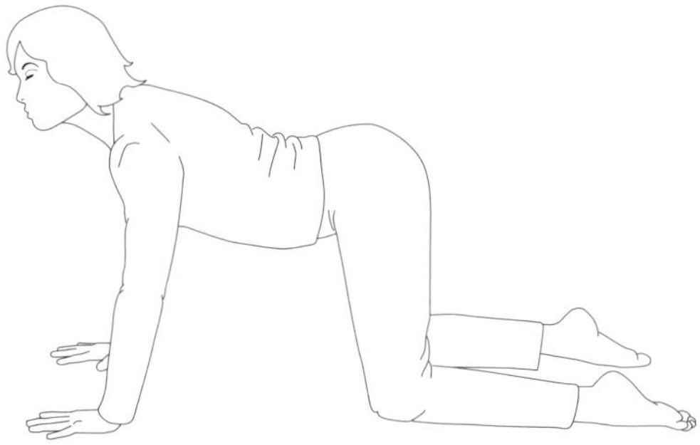

Abbildung 5.11: Kuh-Streckung

12. Balancestellung: Heben Sie mit der Einatmung den rechten Arm und das linke Bein. Atmen Sie tief mit der Bewegung, sodass die Atmung Sie beim Anheben unterstützt. Atmen Sie aus und senken Sie Arm und Bein zurück in die neutrale Stellung. Atmen Sie ein und wechseln Sie: Heben Sie den linken Arm und das rechte Bein an (siehe Abbildung 5.12).

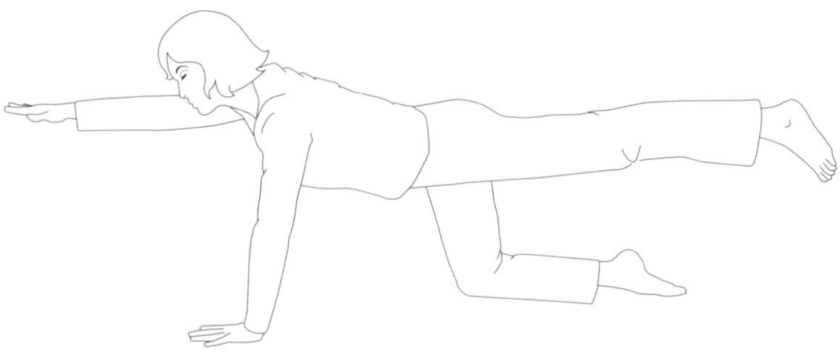

Abbildung 5.12: Balance im Vierfüßlerstand

13. Kleine Brücke: Kehren Sie achtsam in die Ruhestellung auf dem Rücken zurück. Mit der Einatmung heben Sie die Arme über den Kopf und legen Sie die Handrücken auf die Matte. Heben Sie dann das Becken von der Matte, indem Sie die Oberschenkel-, Rücken- und Bauchmuskeln einsetzen. Das geht auch mit den Armen neben dem Körper (siehe Abbildung 5.13).

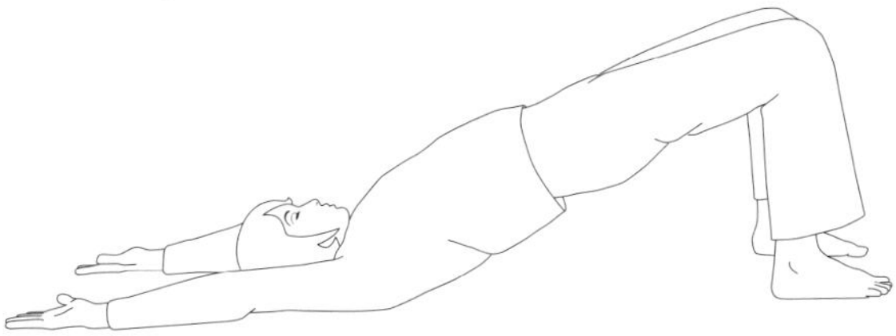

Abbildung 5.13: Kleine Brücke

14. Rückendrehung: Legen Sie die Hände in den Nacken, sodass sich die Fingerspitzen berühren, oder strecken Sie die Arme zu einem T aus. Wenn Sie ausatmen, lassen Sie die Knie auf eine Seite fallen und drehen Sie den Kopf auf die andere Seite. Atmen Sie ein und bringen Sie die Beine zurück zur Mitte; atmen Sie aus, lassen Sie die Knie zur anderen Seite fallen und drehen Sie den Kopf entsprechend (siehe Abbildung 5.14).

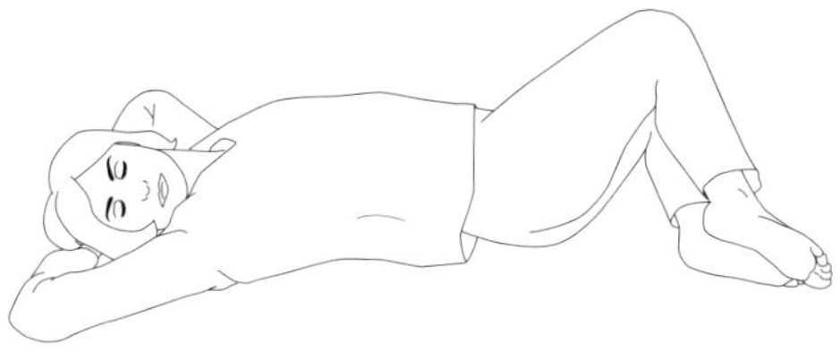

Abbildung 5.14: Rückendrehung im Liegen

15. Bein strecken: Atmen Sie ein und strecken Sie Ihr linkes Bein gerade nach oben, das rechte Knie gebeugt und der rechte Fuß fest auf dem Boden. Drehen Sie den angehobenen Fuß im Fußgelenk (siehe Abbildung 5.15).

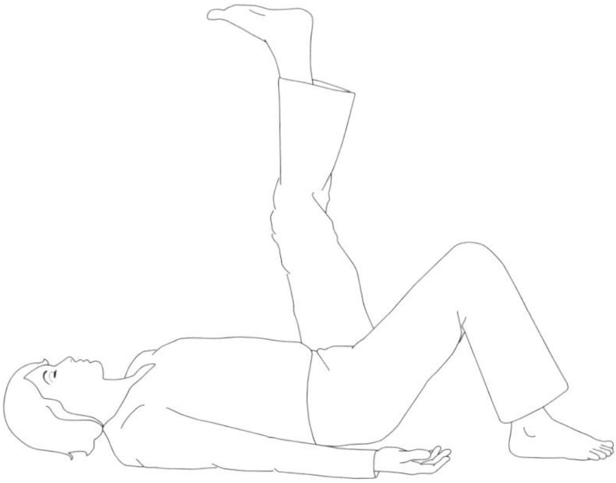

Abbildung 5.15: Bein strecken

16. Greifen Sie an die Rückseite der linken Wade oder des Oberschenkels und ziehen Sie das Bein leicht in Richtung Kopf (siehe Abbildung 5.16).

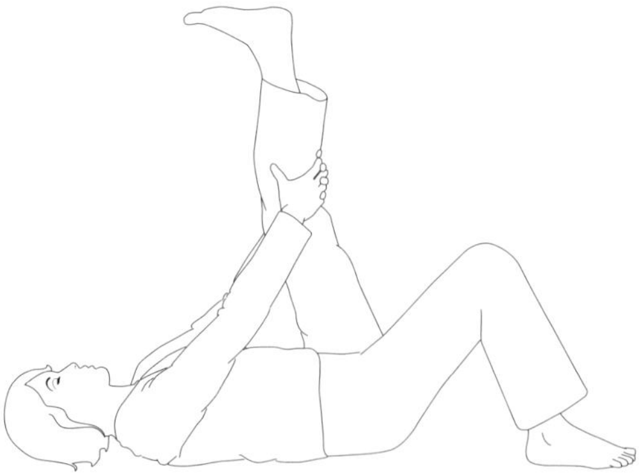

Abbildung 5.16: Bein strecken und halten

17. Wenn Ihr Körper das zulässt, heben Sie den Kopf mit der Ausatmung in Richtung Knie. Atmen Sie ein und legen Sie den Kopf langsam wieder am Boden ab (siehe Abbildung 5.17). Auf der anderen Seite wiederholen.

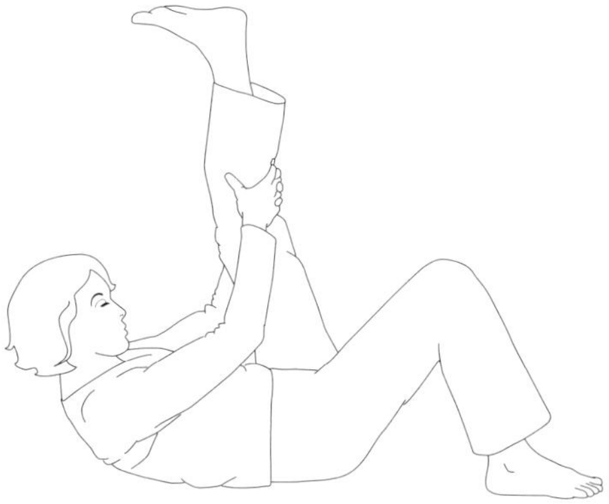

Abbildung 5.17: Bein und Kopf heben

18. Bein seitlich anheben: Legen Sie sich auf die Seite und unterstützen Sie den Kopf mit der Hand. Heben Sie das obere Bein mit der Einatmung in Richtung Decke, mit den Zehen nach vorn. Senken Sie das Bein langsam mit der Ausatmung. Drehen Sie sich vorsichtig auf die andere Seite und wiederholen Sie die Übung (siehe Abbildung 5.18).

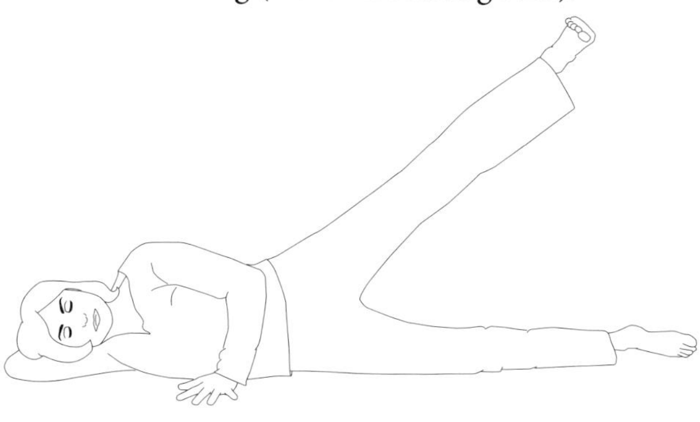

Abbildung 5.18: Bein seitlich anheben

19. Niedrige Kobra: Legen Sie sich auf den Bauch, die Arme neben dem Körper und legen Sie den Kopf auf das Kinn oder eine Wange (siehe Abbildung 5.19).

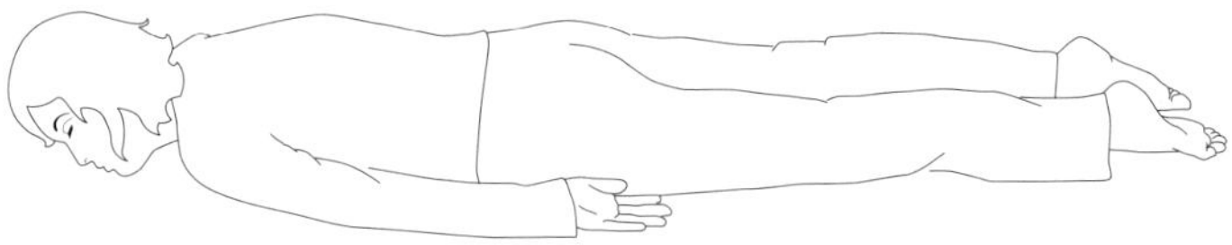

Abbildung 5.19: Niedrige Kobra – Anfang

20. Bringen Sie die Füsse zusammen, spannen Sie das Gesäss und die Bauchmuskeln an. Mit der Einatmung schauen Sie nach oben und heben Sie langsam Kopf und Oberkörper von der Matte. Halten Sie die Stellung für ein paar Atemzüge. Atmen Sie aus und legen Sie Kopf und Oberkörper langsam wieder ab (siehe Abbildung 5.20).

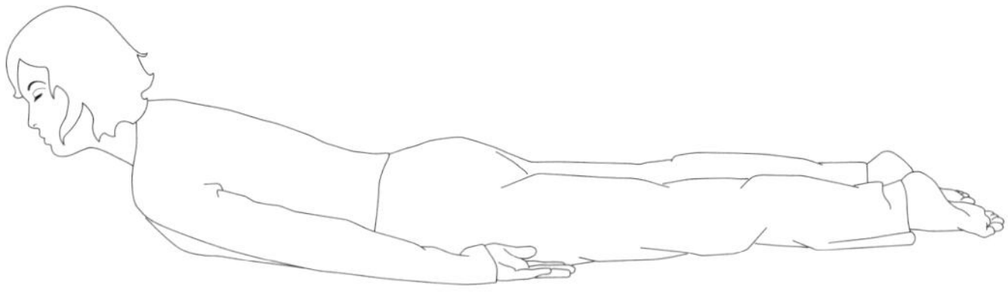

Abbildung 5.20: Niedrige Kobra – Anheben

21. Anfang der Heuschrecke: Mit dem Kopf noch immer am Boden bringen Sie die Füße zusammen, spannen Sie das Gesäß und die Bauchmuskeln an. Mit der Einatmung strecken Sie das rechte Bein und heben Sie es von der Hüfte aus hoch. Senken Sie das Bein beim Ausatmen. Auf der linken Seite wiederholen (siehe Abbildung 5.21).

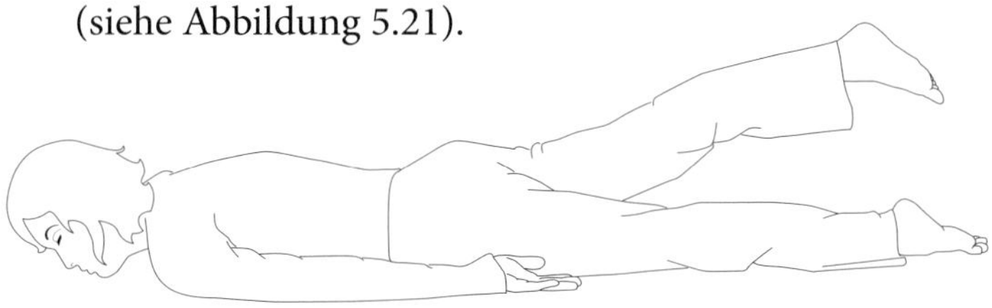

Abbildung 5.21: Anfang der Heuschrecke

22. Vollständige Heuschrecke: Als zusätzliche Herausforderung atmen Sie ein und heben Sie dabei den Kopf, den Oberkörper und beide Beine gleichzeitig hoch (siehe Abbildung 5.22).

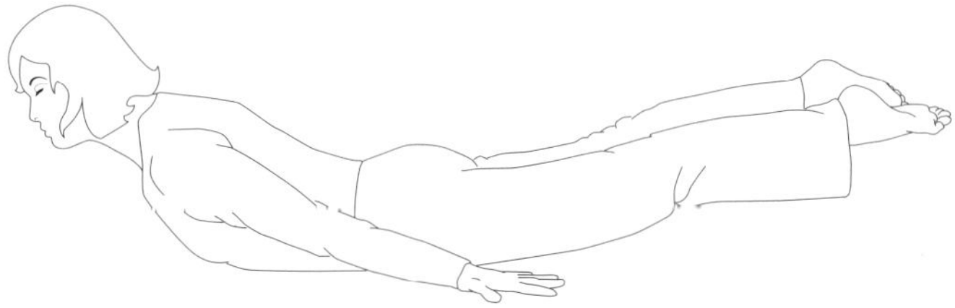

Abbildung 5.22: Vollständige Heuschrecke

23. Beenden Sie die Asanas im Liegen, indem Sie für fünf bis zehn Minuten in die Ruhestellung zurückkehren. Konzentrieren Sie Ihr Bewusstsein auf die Atmung, beobachten Sie, wie sich Ihr Bauch bei jeder Einatmung hebt. Bewegen Sie Ihr Bewusstsein durch den ganzen Körper und senden Sie den Atem in alle verspannten oder schmerzenden Bereiche (siehe noch einmal Abbildung 5.1).

Übung 5.2
Yoga-Stellungen im Stehen

1. Bergstellung im Stehen: Beginnen Sie diese Abfolge mit der Bergstellung im Stehen, die Arme neben dem Körper, die Schultern entspannt und weg von den Ohren, die Füße parallel und etwa hüftbreit auseinander. Strecken Sie Ihren Körper entlang der Wirbelsäule (siehe Abbildung 5.23).

2. Atmen Sie ein, heben Sie die Arme seitlich an und strecken Sie sie hoch zur Decke. Atmen Sie aus und senken Sie die Arme wieder (siehe Abbildung 5.24).

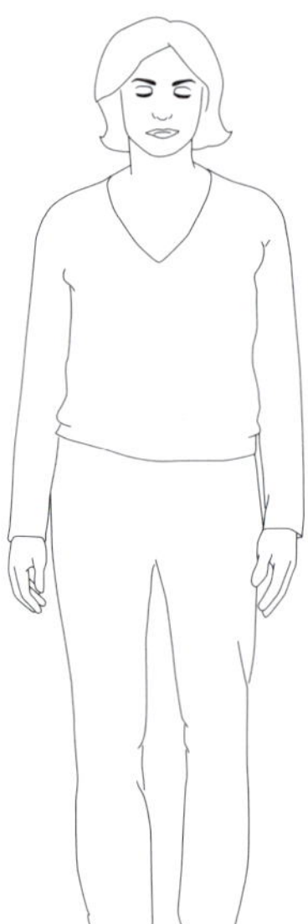

Abbildung 5.23: Bergstellung im Stehen

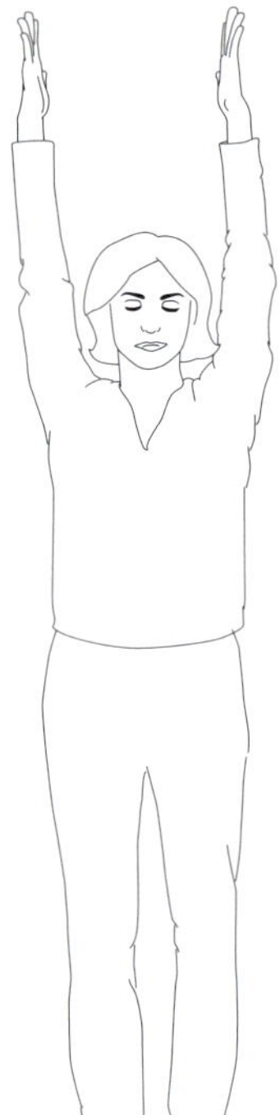

Abbildung 5.24: Stehen mit erhobenen Armen

3. Atmen Sie ein und heben Sie die Arme seitlich hoch. Strecken Sie die Finger nach oben zur Decke und drücken Sie die Handflächen zur Seite. Atmen Sie aus und senken Sie die Arme wieder (siehe Abbildung 5.25).

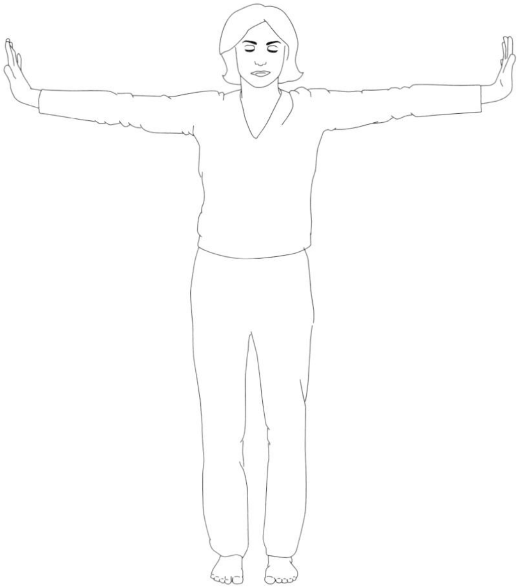

Abbildung 5.25:
Stehen mit ausgestreckten Armen

4. Atmen Sie ein und heben Sie einen Arm gestreckt zur Seite an, dann hoch zur Decke, während Sie den anderen Arm in Richtung Boden strecken. Atmen Sie aus und senken Sie den Arm. Auf der anderen Seite wiederholen (siehe Abbildung 5.26).

5. Halbmondstellung: Atmen Sie ein und heben Sie beide Arme ausgestreckt seitlich an, dann hoch zur Decke. Beim Ausatmen beugen Sie sich zur Seite, als ob Sie zwischen zwei Glasscheiben

eingeschlossen wären. Halten Sie die Wirbelsäule gestreckt. Atmen Sie ein und strecken Sie sich wieder hinauf zur Decke. Atmen Sie aus und beugen Sie sich zur anderen Seite, die Arme noch immer über den Kopf gestreckt. Mit der nächsten Einatmung kehren Sie zur Mitte zurück und mit der Ausatmung senken Sie die Arme (siehe Abbildung 5.27).

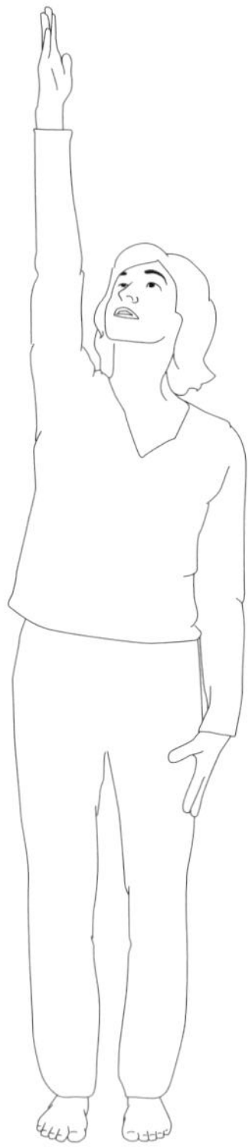

Abbildung 5.26: Einarmige Streckung im Stehen

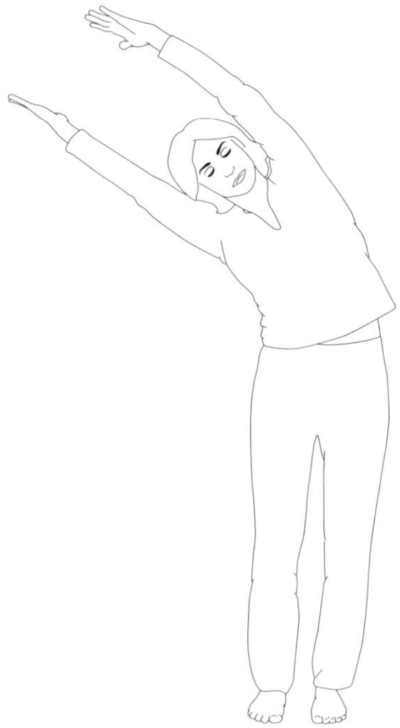

Abbildung 5.27: Halbmondstellung

6. Schultern rollen: Rollen Sie die Schultern nach oben und hinten, atmen Sie ein, ziehen Sie die Schultern nach oben zu den Ohren und drücken Sie dann die Schulterblätter hinten zusammen. Atmen Sie aus, lassen Sie die Schultern fallen und drücken Sie die Schultern vorn zuammen. Wechseln Sie die Richtung (siehe Abbildungen 5.28 bis 5.31).

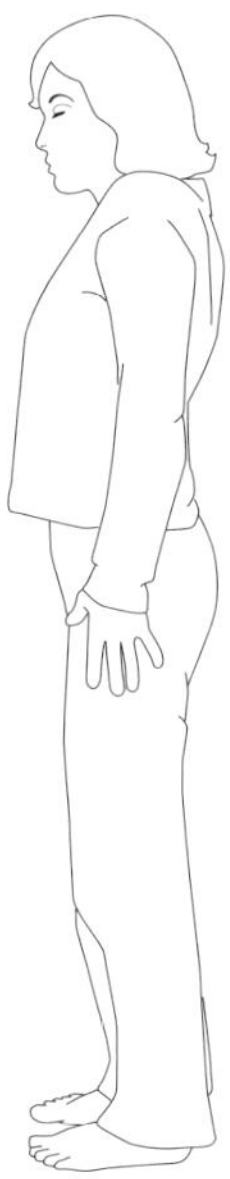

Abbildung 5.28: Schultern rollen: nach oben

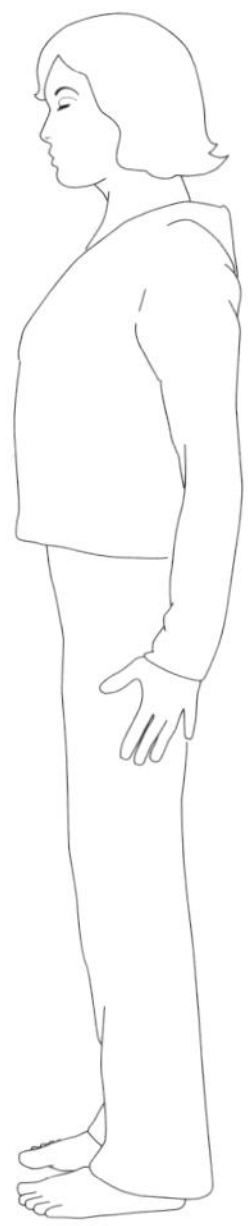

Abbildung 5.29: Schultern rollen: zurück

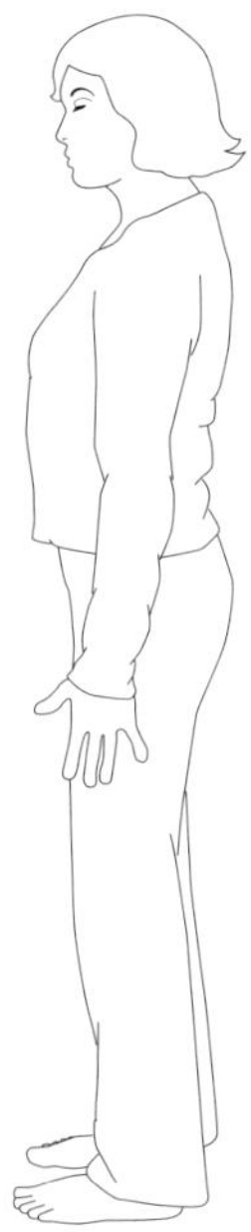

Abbildung 5.30: Schultern rollen: nach unten

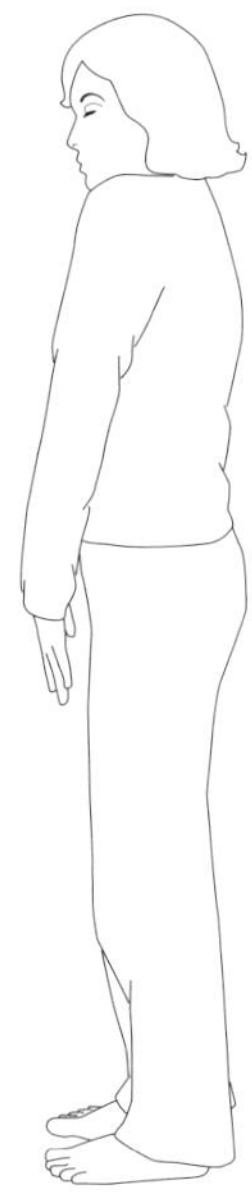

Abbildung 5.31: Schultern rollen: nach vorn

7. Nacken rollen: Lassen Sie das Kinn nach vorn auf den Brustkorb fallen, wenn Sie ausatmen; neigen Sie dann den Kopf nach rechts, sodass sich Ihr Ohr der Schulter nähert. Atmen Sie ein, strecken Sie den Hals, neigen Sie dann den Kopf nach hinten und zum Schluss nach links, sodass sich Ihr Ohr der Schulter nähert. Drehen Sie den Kopf fließend erst in die eine Richtung, dann in die andere (siehe Abbildungen 5.32 bis 5.35).

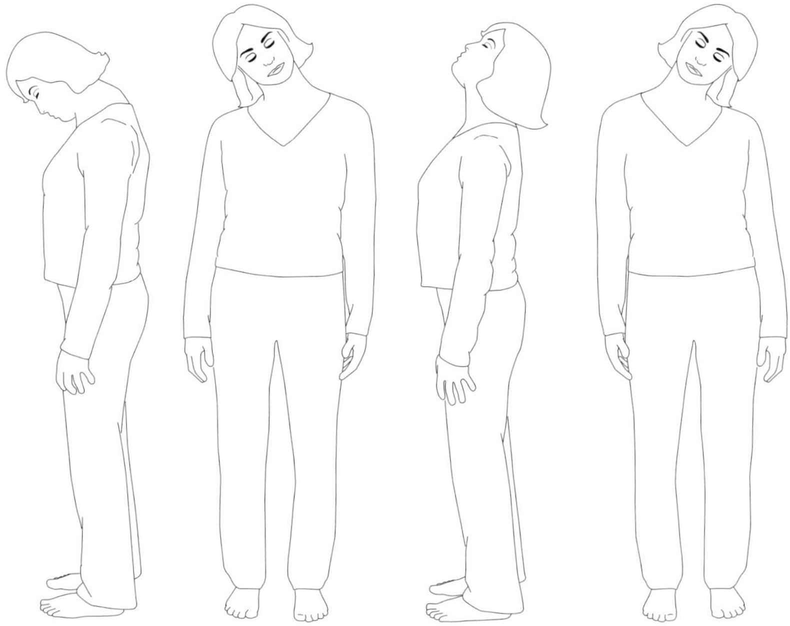

Abbildung 5.32: Nacken rollen: nach vorn

Abbildung 5.33: Nacken rollen: rechts

Abbildung 5.34: Nacken rollen: zurück

Abbildung 5.35: Nacken rollen: links

8. Stern-Stellung: Verlagern Sie das Gewicht auf einen Fuß, und heben Sie dann, mit der Einatmung, die Arme und den freien Fuß seitlich an. Halten Sie die Stellung für ein paar Atemzüge und atmen Sie aus, während Sie in die Ausgangsstellung zurückkehren (siehe Abbildung 5.36).

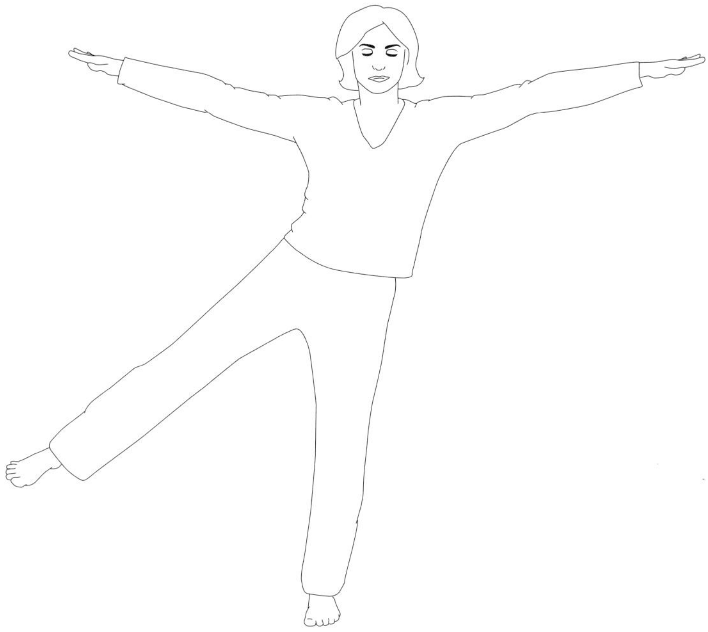

Abbildung 5.36: Sternenstellung

9. Drehung: Strecken Sie die Wirbelsäule nach oben und atmen Sie ein. Mit der Ausatmung drehen Sie den Körper in der Taille, vom unteren Ende der Wirbelsäule her; lassen Sie die Drehung entlang der Wirbelsäule nach oben wandern und beenden Sie die Drehung, indem Sie den Kopf drehen und über Ihre Schulter schauen. Auf jeder Seite wiederholen (siehe Abbildungen 5.37 und 5.38)

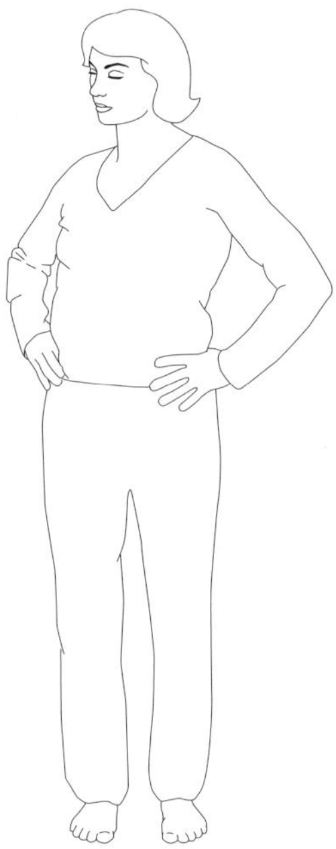

Abbildung 5.37: Drehung im Stehen

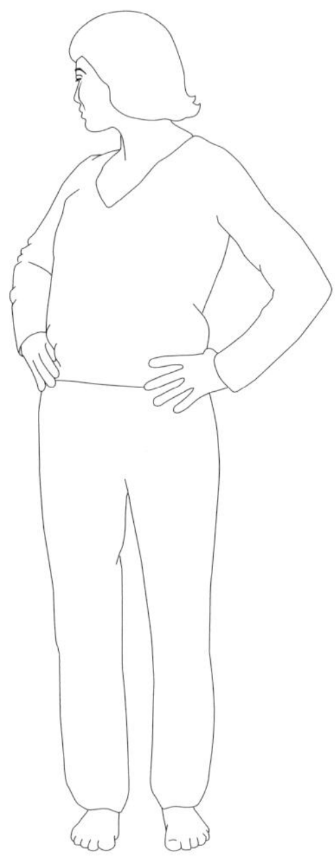

Abbildung 5.38: Drehung im Stehen

10. Stehende Vorwärtsbeuge: Beugen Sie die Knie, um in die Stellung und wieder herauszukommen. Wenn Sie ausatmen, beugen Sie sich von der Hüfte her nach vorn und lassen Sie die Arme locker zum Boden hängen. Falls nötig, legen Sie die Hände auf die Oberschenkel zur Unterstützung (siehe Abbildungen 5.39 und 5.40).

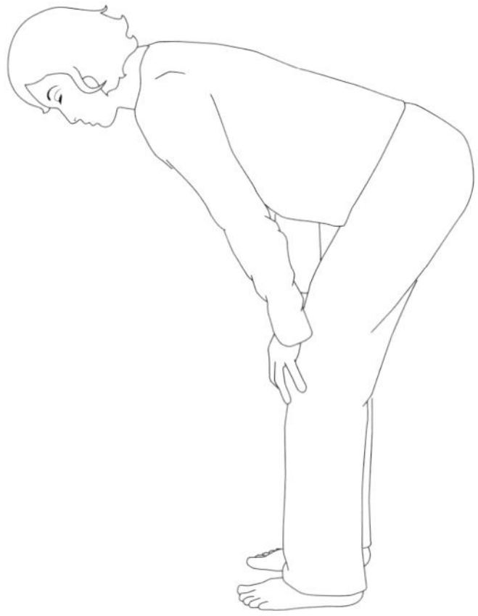

Abbildung 5.39:
Stehende Vorwärtsbeuge

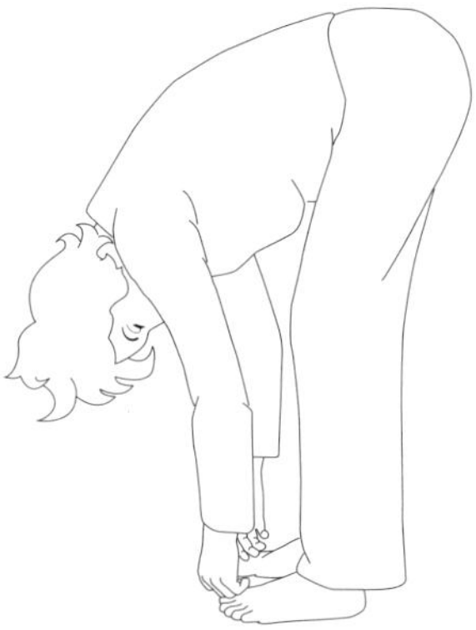

Abbildung 5.40:
Stehende Vorwärtsbeuge

11. Von der Vorwärtsbeuge gehen Sie mit der Einatmung in eine Stellung mit geradem Rücken; strecken Sie einen Arm nach vorn, der andere bleibt an Ihrem Oberschenkel. Atmen Sie aus und kehren Sie zurück in die Vorwärtsbeuge. Auf beiden Seiten wiederholen (siehe Abbildung 5.41).

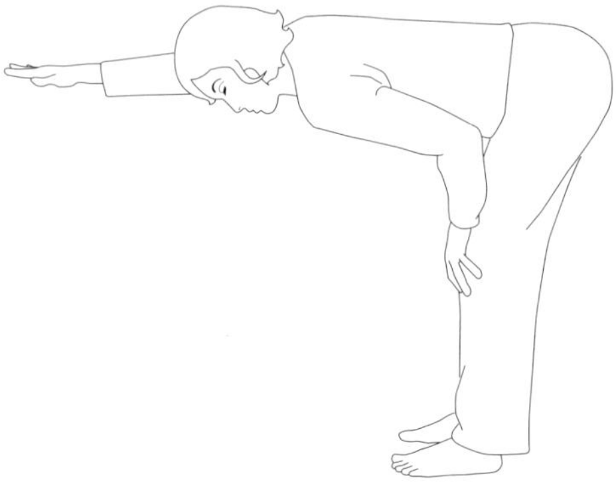

Abbildung 5.41: Stehende Vorwärtsbeuge mit ausgestrecktem Arm

12. Stuhlstellung: In der Bergstellung im Stehen atmen Sie ein und heben die Arme nach vorn an. Mit der Ausatmung beugen Sie die Knie, als ob sie sich auf einen Stuhl setzen wollten; dabei bleibt der Rücken gerade und der Kopf aufrecht. Halten Sie die Stellung für ein paar Atemzüge, wenn möglich. Atmen Sie ein und erheben Sie sich wieder, atmen Sie aus und senken Sie die Arme. (siehe Abbildung 5.42).

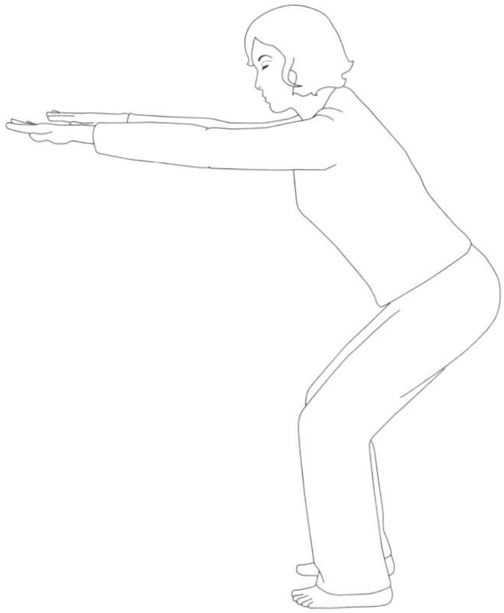

Abbildung 5.42: Stuhlstellung

13. Baumstellung: Legen Sie die Hände vor dem Körper zusammen. Verlagern Sie das Gewicht auf einen Fuß und stellen Sie den anderen Fuß an den Knöchel, an die Innenseite der Wade oder an den Oberschenkel. Wenn Sie sicher stehen, strecken Sie die Arme nach oben. Auf beiden Seiten wiederholen (siehe Abbildung 5.43).

14. Schmetterlingsstellung: Setzen Sie sich auf die Matte, halten Sie den Rücken aufrecht und legen Sie die Fußsohlen aneinander. Lassen Sie die Knie und Oberschenkel zur Seite fallen, ohne Kraft anzuwenden. Halten Sie die Schultern entspannt und gesenkt (siehe Abbildung 5.44).

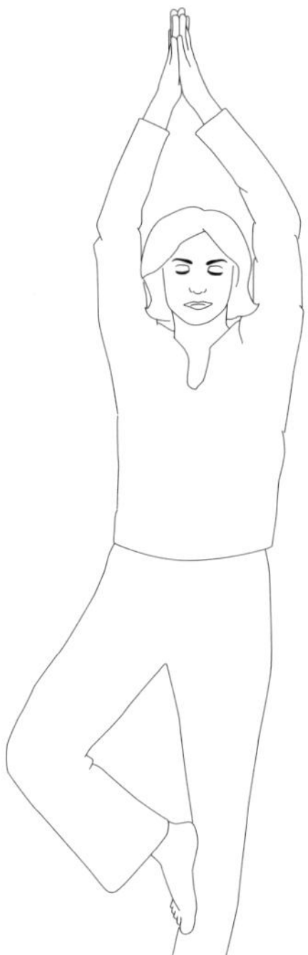

Abbildung 5.43: Baumstellung

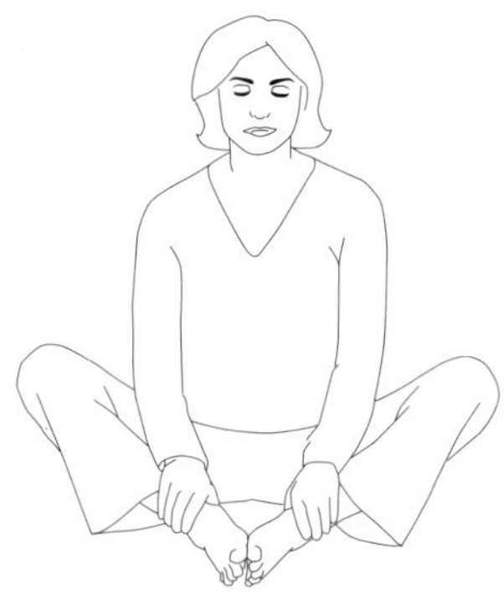

Abbildung 5.44: Schmetterlingsstellung

15. Vorwärtsbeuge: Strecken Sie das eine Bein aus und beugen Sie das andere; mit der Einatmung heben Sie beide Arme seitlich an und strecken Sie sie hoch zur Decke. Beugen Sie sich aus der Taille heraus nach vorn, wenn Sie ausatmen. Halten Sie den Rücken möglichst gerade. Halten Sie die Stellung für ein paar Atemzüge (siehe Abbildungen 5.45 bis 5.47).

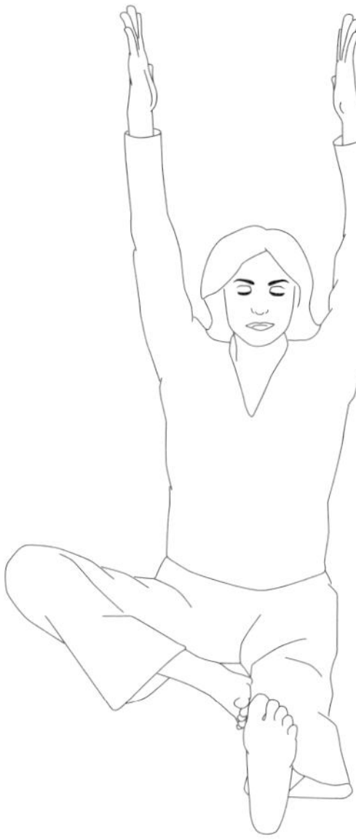

Abbildung 5.45: Vorwärtsbeuge

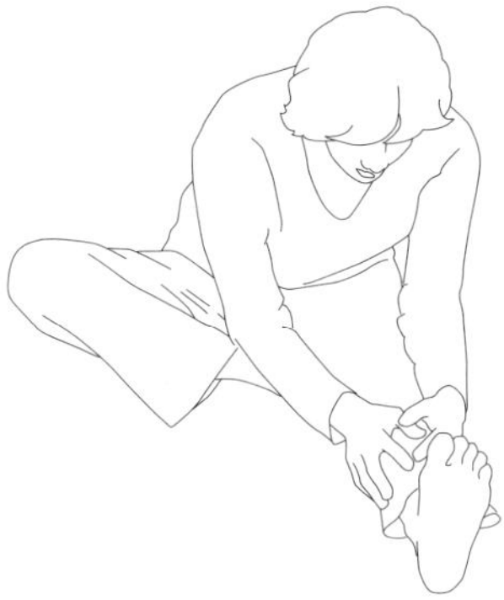

Abbildung 5.46: Vorwärtsbeuge

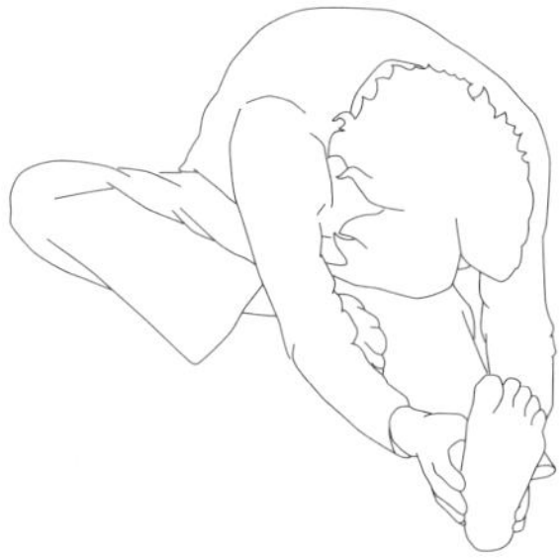

Abbildung 5.47: Vorwärtsbeuge

16. Ruhestellung: Beenden Sie die Übung, indem Sie für fünf bis zehn Minuten in die Ruhestellung zurückkehren (siehe noch einmal Abbildung 5.1).

Wann sollten Sie Yoga üben

Wir empfehlen oft, ein paar Yoga-Übungen einzulegen, ehe Sie die Sitzmeditation oder eine Body-Scan-Meditation beginnen, damit Ihr Körper beweglicher, wacher und entspannter wird, bevor Sie während der Meditation still sitzen. Yoga kann wunderbar helfen, gleich morgens nach dem Aufstehen in Gang zu kommen oder auch vor dem Schlafengehen Spannungen abzubauen. Berücksichtigen Sie dabei immer Ihre speziellen Bedürfnisse oder Empfindlichkeiten aufgrund von körperlichen Veränderungen, die von der Krebsbehandlung verursacht werden z.B von einer Operation, der Chemotherapie oder Bestrahlungen. Wenn Ihr Arm nach einer Brustoperation schmerzt, seien Sie vorsichtig bei Stellungen, in denen Sie die Arme nach oben ausstrecken. Diese Streckung fördert zwar den Heilungsprozess, Sie sollten aber trotzdem langsam vorgehen und eventuelle Anweisungen Ihres Arztes befolgen.

Wenn Sie diese einfachen Bewegungen mehrere Wochen lang regelmäßig ausführen, werden Sie merken, dass Ihnen die Stellungen immer leichter fallen, dass Sie sich weiter beugen und drehen können. Vielleicht stellen Sie auch fest, dass Sie das Gleichgewicht besser halten. Diese Veränderungen tragen zu Ihrer Heilung bei und helfen Ihnen, sich wieder lebendiger zu fühlen. Vor allem sollten Sie darauf achten, dass Ihre Übungen Sie bewusster machen und nicht einfach nur ein Gymnastikprogramm darstellen.

6 Der Atem im Gleichgewicht

Mein Leben ist nicht diese steile Stunde,
darin du mich so eilen siehst.
Ich bin ein Baum vor meinem Hintergrunde,
ich bin nur einer meiner vielen Munde
und jener, welcher sich am frühsten schliesst.

Ich bin die Ruhe zwischen zweien Tönen,
die sich nur schlecht aneinander gewöhnen,
denn der Ton Tod will sich erhöhn -

Aber im dunklen Intervall versöhnen
sich beide zitternd.

Und das Lied bleibt schön.

— Rainer Maria Rilke

In Kapitel 3 haben wir davon gesprochen, wie wichtig es ist, tief zu atmen, die Lungen mithilfe des Zwerchfells voll aufzupumpen und ganz zu leeren. Das führt zu einem vollständigen Austausch von verbrauchter Luft gegen Sauerstoff und löst Entspannung aus. Dieses Kapitel erklärt genauer, wie dieser Vorgang physiologisch funktioniert, und zeigt verschiedene Methoden, wie Sie Ihren Atem achtsam einsetzen können, um Ihre nervöse Erregung im Alltag zu steuern.

Der Atem ist ein unglaublich mächtiges Werkzeug, das Sie immer zur Verfügung haben und das Ihnen helfen kann, wenn Sie müde, gestresst oder ängstlich sind.

Tiefes Atmen kann immer dann nützlich sein, wenn Sie auf Ihrem Weg mit Krebs in stressige Situationen geraten, z. B. beim Warten auf einen Arzttermin, bei Blut- oder anderen Untersuchungen und selbst bei Bestrahlungs- oder Chemotherapiesitzungen. Indem Sie ein paar einfache Grundregeln lernen, wie die Atmung funktioniert und wie Sie sie achtsam beeinflussen können, erweitern Sie Ihren Werkzeugkasten mit Bewältigungsstrategien beträchtlich. Teilnehmer unserer Gruppe sagen uns immer wieder, dass sie gerade die Atemtechniken, die wir lehren, besonders häufig anwenden, sowohl während des Programms, wenn sie Meditationen erlernen und üben, als auch danach, bis weit in die Zukunft.

Das autonome Nervensystem

Das Nervensystem besteht im Prinzip aus zwei Teilen: Einen können wir bewusst kontrollieren, der andere, das sogenannte autonome Nervensystem, arbeitet eher automatisch. Der willentlich kontrollierbare Teil des Nervensystems besteht aus den Nerven, mit denen wir absichtliche Bewegungen ausführen. Wenn Sie zum Beispiel einen Schluck Tee trinken wollen, «sagen» Sie Ihrem Arm, er solle sich ausstrecken und die Tasse am Henkel nehmen. Dann sagen Sie Ihrem Arm, er solle die Tasse zum Mund bringen und so weiter. All das geschieht willentlich: Sie beschließen, die Bewegung auszuführen, und Ihr Körper reagiert. Das läuft vielleicht so schnell und anscheinend ohne Denken ab, dass es sich automatisch anfühlt. Trotzdem würde es nicht geschehen, wenn Sie es nicht wollten. Im Lauf der Jahre hat Ihr Körper gelernt, solche Bewegungen als Reaktion auf Ihre Gedanken auszuführen.

Der willentlich kontrollierte Teil des Nervensystems betrifft also alles, was in Ausführung Ihrer Befehle geschieht. Aber viele Dinge gehen die ganze Zeit in Ihrem Körper vor sich, die Sie nicht speziell anordnen. So schlägt zum Beispiel Ihr Herz, ob Sie ihm das nun befehlen oder nicht, die Lungen atmen, die Drüsen schütten Hormone aus und der Verdauungstrakt verdaut Nahrung. Und das ist gut so! Stellen Sie Sie sich vor, Sie müssten die ganze Zeit an all das denken. Diese automatischen Abläufe werden vom autonomen Nervensystem kontrolliert, wie in Abbildung 6.1 dargestellt; sie geschehen, ob wir nun an sie denken oder nicht.

Das autonome Nervensystem (das große «A» in der Zeichnung) besteht seinerseits aus zwei Teilen oder Armen: dem sympathischen Nervensystem (SNS), das die Reaktion auf Stress steuert, und dem parasympathischen Nervensystem (PNS), das die Entspannungsreaktion auslöst. Das SNS ist der anregende Teil des Systems: Wenn Sie die Kampf-oder-Flucht-Reaktion wahrnehmen, schaltet das SNS einen Gang höher. Das Gegenteil ist die Aktivierung des PNS: die Entspannungsreaktion oder Ruhephase. Ihr Herzschlag und die Atmung werden langsamer, die Muskeln entspannen sich, Sie fühlen sich ruhig. Ihr Körper erinnert vielleicht an eine Katze, die entspannt in der Sonne liegt. Sie können SNS und PNS mit den Enden einer Wippe vergleichen, denn sie balancieren einander aus. Wenn ein Arm aktiviert ist, wird der andere unterdrückt, und umgekehrt.

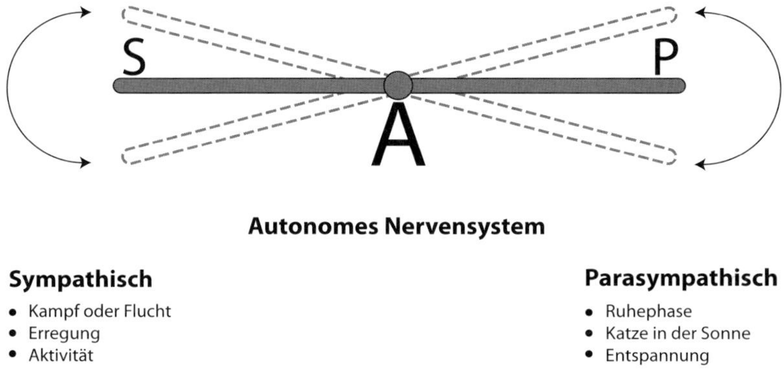

Abbildung 6.1: Das autonome Nervensystem

Das autonome Nervensystem im Gleichgewicht

Obwohl es automatisch funktioniert, unterliegen einige Aspekte des autonomen Nervensystems doch der bewussten Kontrolle. In diesem Zusammenhang ist es wichtig, dass Sie Ihre Atmung kontrollieren können: Sie können mit Absicht schneller oder langsamer, flacher oder tiefer atmen. Sie werden gleich sehen, wie praktisch das ist. Einfach ausgedrückt entsprechen Ein- und Ausatmung jeweils einem Arm des autonomen Nervensystems, wie in Abbildung 6.2 dargestellt. Was gehört wozu?

Bevor Sie die Lösung nachschlagen, überlegen Sie, wie Sie atmen, wenn Sie in einer angespannten Situation sind, wenn Sie Angst haben oder sich auf eine körperliche Anstrengung vorbereiten. Atmen Sie ein paar Mal scharf und tief ein? Halten Sie den Atem an? Hyperventilieren Sie (atmen Sie schneller)? Diese Arten zu atmen betonen die Einatmung, und regen letzten Endes das SNS an, das die Erregung steigert. Stellen Sie sich vor, die Gefahr ist vorbei; dann seufzen Sie vermutlich erleichtert. Diese Art zu atmen betont die Ausatmung. Nach etwas Übung können Sie vielleicht spüren, dass die Einatmung der anregende Teil des Atemzugs ist und die Ausatmung eher der entspannende Teil.

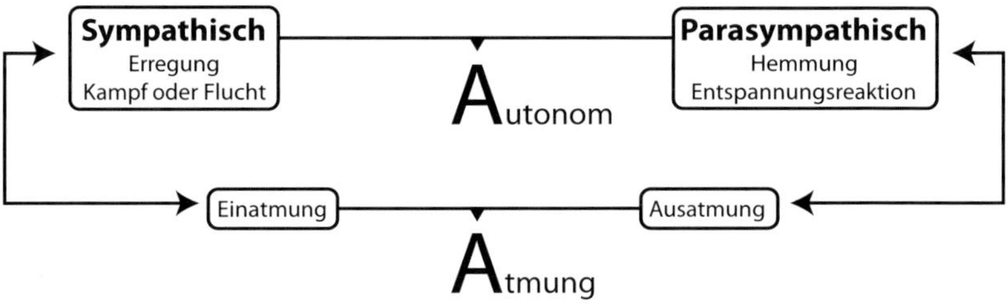

Abbildung 6.2: Das autonome Nervensystem im Gleichgewicht

Wenn Sie also die Einatmung als belebenden Teil der Atmung kennen und die Ausatmung als entspannenden Teil, können Sie überlegen, wie Sie Ihre Atmung so verändern, dass sie Ihren derzeitigen Bedürfnissen entspricht. Wenn Sie sich zum Beispiel lethargisch und müde fühlen, aber arbeiten oder Auto fahren müssen, können Sie so atmen, dass die Einatmung betont wird und Sie mehr Energie erhalten. Sind

Sie dagegen gestresst oder ängstlich, können Sie auf entspannende Weise atmen, die Ausatmung betonen, um ruhiger zu werden.

Wir zeigen Ihnen hier eine Anzahl Atemübungen, die Ihnen anfangs helfen, Ihre Stress- und Entspannungsreaktionen auszugleichen und sich dann stärker auf den entspannenden bzw. den belebenden Teil des Atems zu konzentrieren. Wir nennen diese Übungen gern «Minis», also Miniatemübungen. Das soll nicht heißen, dass sie weniger wichtig oder nützlich sind als längere Meditationen; sie erfordern einfach nur ein paar Augenblicke Ihrer Zeit. Sie können sie praktisch jederzeit und überall durchführen.

«Mini»-Übungen

Bei allen Minis besteht der erste Schritt darin, bewusst auf die Zwerchfellatmung umzuschalten; atmen Sie ein paar Mal tief durch und verlängern Sie damit sowohl die Ein- als auch die Ausatmung. Sie werden vermutlich merken, dass Sie gerader sitzen, damit der Atem tief in Ihren Bauch strömen kann. Legen Sie eine Hand auf Ihren Bauch, um die Bewegung zu spüren, wenn Ihnen das hilft, tiefer zu atmen. Wenn die tiefe Bauchatmung stabil fließt, können Sie zu den einzelnen Miniübungen übergehen. Die ersten Miniübungen betonen den Ausgleich zwischen Ein- und Ausatmung. Es erfordert vermutlich etwas Übung, bis Sie die richtige Atemgeschwindigkeit für sich gefunden haben. Gehen Sie dabei nicht zu mechanisch vor, kämpfen Sie nicht und atmen Sie nicht so schnell, dass Sie zu hyperventilieren beginnen. Wenn Sie das Lernen bewusst und sensibel angehen, hilft Ihnen das, Ihre Fertigkeiten und Kenntnisse zu erweitern.

Countdown-Atmung

Dies ist eine sehr einfache Miniübung. Wenn Sie regelmäßig tief atmen, mit gleichmäßiger Ein- und Ausatmung, zählen Sie einfach rückwärts von zehn bis null und atmen Sie zu jeder Zahl einmal ein und einmal aus. Sie können sich auch vorstellen, mit jedem Atemzug eine Stufe nach unten zu gehen und ruhiger zu werden, dabei aber wach und konzentriert zu bleiben. Dies ist eine Variante des alten Tricks, innezuhalten und bis zehn zu zählen, wenn Sie wütend werden. Sie können das einmal tun, aber auch mehrmals, wenn Sie Zeit haben oder noch immer erregt sind.

Auf dem Atem surfen

Für diese Miniübung stellen Sie sich einfach eine Wellenform vor, die sich mit jeder Einatmung hebt und rhythmisch mit der Ausatmung wieder fällt. Wenn Sie einatmen, zählen Sie langsam im Geist von eins bis vier. Auf der Spitze der Atemwelle, wenn Ihre Lungen bequem gefüllt sind, beginnen Sie langsam auszuatmen und zählen rückwärts von vier bis eins (siehe Abbildung 6.3). Lassen Sie den Atem möglichst glatt und gleichmäßig fließen, ohne anzuhalten oder zu unterbrechen.

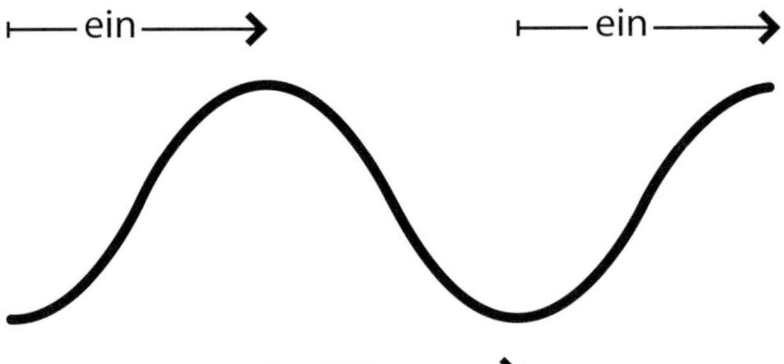

Abbildung 6.3: Atemwelle

Quadrat-Atmung

Auch bei dieser Miniübung geht es um Visualisierung, aber hier nimmt der Atem die Form eines Quadrats oder eines Rechtecks an. Statt glatt und fließend zu atmen, auf und ab wie eine Welle, halten Sie diesmal den Atem bei größtenteils voller oder leerer Lunge an, jeweils nach der Ein- und der Ausatmung. Anfangs fühlt sich das vielleicht unbequem an. Achten Sie deshalb darauf, dass Ihre Lunge weder ganz leer noch ganz gefüllt ist, wenn Sie pausieren; etwa 80 bis 90 Prozent wären gut. Wenn es sich zu schwierig anfühlt, den Atem ebenso lang anzuhalten, wie Sie ein- bzw. ausgeatmet haben, können Sie die Zeit halbieren.

In Abbildung 6.4 zum Beispiel ist die Pause ebenso lang wie der Atemzug, aber Sie können die Pause auch nur halb so lang wie den Atemzug halten. Der Schlüssel zur Quadrat-Atmung ist zu erspüren, wie sich der Atem in den Ruhepausen anfühlt; vergleichen Sie auch die Pause an der Spitze des Atemzugs, wenn Ihre Lungen zum größten Teil gefüllt sind, mit der Pause, in der Ihre Lungen fast leer sind. Diese unterschiedlichen Empfindungen führen uns zu den nächsten beiden Atemübungen, die entweder den anregenden oder den entspannenden Teil des Atems betonen.

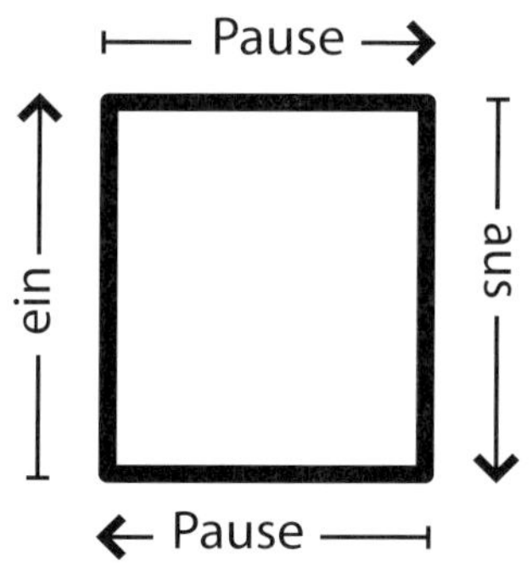

Abbildung 6.4: Quadrat-Atmung

Entspannende Dreiecksatmung

Diese Übung berücksichtigt das Gefühl von Ruhe und Frieden, das viele Menschen erleben, wenn sie mit fast leeren Lungen nach der Ausatmung pausieren. Wir nennen sie «Dreiecks-Mini», weil die Atmung in einem Dreiecksschema abläuft, das Sie beim Atmen visualisieren können.

Atmen Sie einfach auf eine bestimmte Zahl ein (meist vier), dann sofort auf vier wieder aus, und halten Sie zum Schluss auf zwei bis vier die Luft an, auch länger, wenn Sie sich damit wohlfühlen. Dieses Muster betont die Ausatmung und regt damit die Entspannungsreaktion an. Vielen Menschen verschafft diese Übung Ruhe und Stille, wenn sie diese richtig beherrschen.

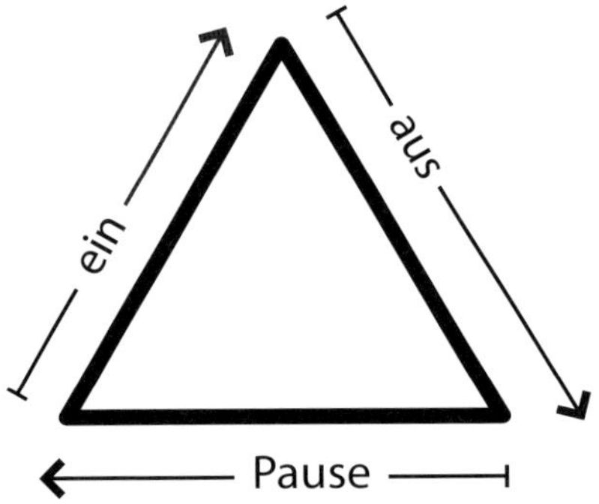

Abbildung 6.5: Dreiecksatmung

Anregende Dreiecksatmung

Das Gegenteil der Entspannungsmini ist die «Anregende Mini», die in der Form an ein auf dem Kopf stehendes Dreieck erinnert. Hier pausieren Sie nur nach der Einatmung. Dadurch kann sich Energie in Ihrem Körper aufbauen, wenn Sie den Atem bei grösstenteils voller Lunge anhalten. Wenn Sie müde sind oder keine Energie mehr haben, obwohl Sie aktiv werden müssen, kann Ihnen diese Atemübung helfen.

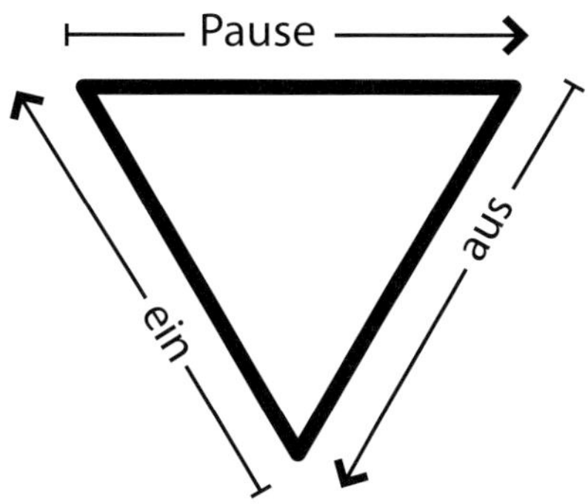

Abbildung 6.6: Umgekehrte Dreiecksatmung

Wechselatmung

Diese letzte Übung stammt aus überlieferten Yoga-Lehren und beruht auf einem wichtigen Detail unserer Art zu atmen. Können Sie jetzt im Moment sagen, ob sie mehr durch das linke oder das rechte Nasenloch atmen? Erscheint Ihnen diese Frage vielleicht lächerlich? Die meisten Leute schauen uns an wie ein Tier mit sechs Köpfen, wenn wir diese Frage stellen, aber in Wahrheit wechselt bei den meisten Menschen (außer in Fällen einer Blockade oder strukturellen Abweichung, in denen es nicht möglich ist, durch beide Nasenlöcher zu atmen), das dominante Nasenloch etwa alle eineinhalb bis zwei Stunden im Lauf des Tages. Dies ist einer der natürlichen Rhythmen des Körpers, ähnlich wie viele Menschen Höhen und Tiefen an Energie erleben. Das Nervensystem ist so organisiert, dass Signale, die in einer Seite des Körpers entstehen oder ankommen, vor allem mit der gegenüberliegenden Hirnhälfte verbunden sind. Deshalb nimmt man an, dass die rechte Hirnhälfte vorherrscht, wenn das linke Nasenloch aktiv ist. Die rechte Gehirnhälfte ist (zumindest bei den meisten Rechtshändern) eher als empfangend, kreativ und entspannt bekannt als die linke Gehirnhälfte. Herrscht dagegen das rechte Nasenloch vor, deutet das auf einen Vorrang der linken Hirnhälfte hin, sodass sich diese Zeit besser für aktive, geistige Beschäftigungen eignet. Bei Linkshändern ist das Gehirn oft gegengleich oder unterschiedlich verdrahtet. In der Yoga-Tradition heißt es, die Wechselatmung gleiche die Sonnen- und Mondenergie in uns aus.

Haben Sie inzwischen herausgefunden, welches Ihrer Nasenlöcher gerade die Hauptrolle spielt? Wenn Sie es nicht einfach durch Atmen feststellen können, blockieren Sie erst ein Nasenloch, dann das andere, um zu sehen, durch welches Sie leichter atmen. Wenn Sie das herausgefunden haben, zeigen wir Ihnen eine Übung, die das autonome Nervensystem wunderbar ins Gleichgewicht bringt und Ihnen hilft, sich klar im Kopf und energiegeladen zu fühlen.

Nadi shodhana, wie die Wechselatmung in den yogischen Texten heißt, ist eine von mehreren Möglichkeiten, Atmung und Energie zu regulieren, die in der Yoga-Disziplin Pranayama geübt werden. Zur Vorbereitung auf diese Übung brauchen Sie eine Möglichkeit, Ihre Hand bequem auf das Gesicht zu legen, sodass Sie mit den Fingern jeweils ein Nasenloch schließen können. Die bequemste Methode dafür (obwohl sich viele Menschen dabei anfangs komisch vorkommen – probieren Sie es also zum ersten Mal allein zu Hause aus!) besteht darin, den Zeige- und Mittelfinger der rechten Hand auf die Stirn zu legen, direkt über der Nase, sodass Sie das rechte Nasenloch mit dem Daumen verschließen können und das linke mit dem Ringfinger und dem kleinen Finger. Atmen Sie dann wie in Abbildung 6.7 dargestellt. Sitzen Sie gerade, damit Sie tief und voll atmen können. Eventuell hilft es, vorher die Nase zu putzen oder die Nasengänge auszuspülen.

Im ersten Schritt atmen Sie durch beide Nasenlöcher ein; verschließen Sie dann das passive Nasenloch (Sie erinnern sich, das haben Sie gerade herausgefunden) und atmen Sie durch das aktive Nasenloch vollständig aus. Wechseln Sie dann: Verschließen Sie das aktive Nasenloch und atmen Sie durch das passive Nasenloch ein und so weiter. Nach drei vollen Atemzügen im Wechsel atmen Sie durch das passive Nasenloch ein und aus und wechseln die Seite für drei weitere volle Atemzüge. Dies ist eine Runde, und wir raten Ihnen, es am Anfang mit drei Runden zu versuchen. Senken Sie dann die Hand und atmen Sie für ein paar Atemzüge normal durch beide Nasenlöcher. Was ist Ihnen aufgefallen?

Eine Runde Nadi Shodhanam

Schritte	Aktives Nasenloch	Passives Nasenloch
1	AUSATMEN	
2		EINATMEN
3	AUSATMEN	
4		EINATMEN
5	AUSATMEN	
6		EINATMEN
7		AUSATMEN
8	EINATMEN	
9		AUSATMEN
10	EINATMEN	
11		AUSATMEN
12	EINATMEN	

Abbildung 6.7: Wechselatmung

Viele Menschen stellen fest, wenn sie sich erst an diese Art zu atmen gewöhnt haben, dass ihr Kopf dabei klarer wird. Sie beschreiben ein Gefühl von Scharfsinn und klarem Verstand, oft auch von mehr Energie. Die Wechselatmung ist eine gute Vorbereitung auf die Sitzmeditation.

Wann sollte man Minis üben

Es gibt keine ungünstige Zeit für Minis. Diese Übungen sorgen dafür, dass Sie sich entspannter und stärker in Kontrolle fühlen, geduldiger und weniger gehetzt. Sie können die Übungen mit offenen oder geschlossenen Augen machen. Gute Gelegenheiten sind, wenn es unterwegs nicht weitergeht (rote Ampeln laden geradezu zu Minis ein), in der Schlange an der Kasse, in der Warteschleife am Telefon, beim Warten auf einen Anruf oder in der Arztpraxis (Sie erkennen jetzt sicher ein Muster), bei Blutabnahmen und Untersuchungen, bei Ärger über das, was andere sagen, im Zahnarztstuhl, bei Überforderung mit dem, was Sie in nächster Zeit erledigen müssen, bei Schlaflosigkeit, bei Ungeduld und dem Drang, jemanden zu unterbrechen, bei Schmerzen. Praktisch jeder Zeitpunkt, in dem Sie daran denken, eine Mini durchzuführen, ist der richtige dafür.

Minis haben viele potenzielle Vorteile: Sie können helfen, die Schmerzen unter Kontrolle zu halten, die Sie bei medizinischen Behandlungen fühlen, oder dazu beitragen, das Warten in der Arztpraxis abzukürzen. Mithilfe von Minis können Sie vermeiden, andere anzuschreien oder etwas zu sagen, was Sie später bereuen würden. Vor allem reduzieren Minis die Zeit, in der Sie sich verärgert, enttäuscht oder ungeduldig fühlen. Sie steigern Ihre Fähigkeit, aufmerksam zu sein und die Schönheit Ihrer Umwelt wahrzunehmen, und sie erhöhen Ihre allgemeine Lebensqualität.

7 Geschichten, die wir uns selbst erzählen

Im Allgemeinen ist unser Verständnis eines Ereignisses im Leben, auch einer Krebsdiagnose, das Ergebnis eines geistigen Prozesses, bei dem wir aus unserer Roherfahrung Bedeutung schaffen. Um die Ereignisse zu verstehen, wie sie sich entwickeln, verarbeiten und integrieren wir neue Ereignisse in unsere geistigen Modelle oder Vorstellungen von der Realität. Im Wesentlichen sind diese Modelle wie Landkarten der Erfahrung, die wir im Laufe unseres Lebens entwickelt haben und die wir nutzen, um ein Gefühl von Ordnung und Zusammenhang in unser Leben zu bringen. Auf diese Weise verändern wir ständig unsere Weltsicht sowie unser Verständnis davon, wo und wie wir als Einzelne in das große Bild passen.

Um zu klären, wie all das mit Stress und Krankheit zusammenhängt, sowie mit Ihrer Fähigkeit, Glück, Frieden und Ruhe in Ihrem Leben zu genießen, kann es helfen, sich den Vorgang der Bedeutungserschaffung näher anzuschauen, denn er wird von unseren Gedanken, Überzeugungen und Erwartungen beeinflusst.

Ihr Leben in Geschichten

Eine besondere Art der Darstellung der Wirklichkeit, die Sie mit sich herumtragen, ist Ihre persönliche Lebensgeschichte. Wenn Sie jemand bittet, etwas von sich zu erzählen, wäre das vermutlich eine Geschichte mit Anfang, Hauptteil und Schluss. Sie würden wahrscheinlich etwas zu Ihrer Familie sagen, wo Sie geboren wurden und aufwuchsen. Vielleicht stellen Sie einzelne Ereignisse besonders heraus. Vielleicht sprechen Sie von den Stärken, die Sie zu haben glauben, von Ihrem beruflichen Werdegang, von Ihren Interessen und besonderen Leistungen. Wer wären wir ohne unsere Geschichten?

In der Tat ist die Neigung zum Geschichten erzählen so stark, dass wir sie wohl als universellen Charakterzug der Menschheit ansehen können. Wir haben oder erfinden Geschichten, um alles zu erklären, seien es große Dinge wie die Erschaffung des Universums und die Funktionsweise der Wirtschaft, oder kleinere, wie die Begründung, warum wir in dieser Situation genau das tun.

Eine der Fallen beim Geschichten erzählen besteht allerdings darin, dass wir unsere eigenen Geschichten glauben. Die meisten Leute tun das auch. Wir glauben sie und handeln, als ob unsere Geschichten die Wirklichkeit genau abbildeten, was sie eigentlich gar nicht tun. Im günstigsten Fall sind sie Annäherungen oder Teilansichten einer Wirklichkeit, die so facettenreich, komplex und wunderbar ist, dass sie sich kaum beschreiben lässt. Dennoch versuchen wir, unsere Erfahrungen sinnvoll zu ordnen, und die Modelle, Geschichten, Überzeugungen und so weiter, die wir konstruieren, ergeben die grobe Karte, an der wir unser Leben orientieren. Das Denken und Imaginieren, das all diesen Aktivitäten zugrunde liegt, ist sicher praktisch und notwendig, um unser Leben im Alltag zu bewältigen; das Geschichten erfinden kann uns aber auch in Schwierigkeiten bringen.

Das Wesen des Denkens

Dass Gedanken im Verhältnis zur Wahrheit oder Realität relativ und subjektiv sind, weiß man wahrscheinlich bereits, seit es Menschen auf der Erde gibt. Möglicherweise fiel es zum ersten Mal auf, als jemand im Dschungel eine Schlange mit einer Liane verwechselte. Eine bekanntere Formulierung dieses Problems stammt aus Shakespeares Hamlet (2. Akt, 2. Szene). In seiner Antwort auf Rosencrantz' Widerspruch gegen den Vergleich von Dänemark mit einem Gefängnis bemerkt Hamlet: «Nun, so ist es keiner für Euch; denn an sich ist nichts weder gut noch schlimm, das Denken macht es erst dazu: Für mich ist es ein Gefängnis.»

Allgemein nennen wir einen Menschen, der das Glas als halb voll, nicht als halb leer, ansieht, einen Optimisten; der Pessimist dagegen sieht, was fehlt. Die Volksweisheit erinnert uns daran, dass am Horizont immer wieder ein Silberstreif auftaucht. Diese weitverbreitete

Auffassung davon, wie unser Standpunkt unsere Erfahrung beeinflussen kann, wurde in jüngster Zeit von der Wissenschaft gründlich unter die Lupe genommen. Dabei zeigte sich immer klarer und eindeutiger, dass sich das Zusammenspiel von Gedanken, Gefühlen und Verhalten stark auf unsere emotionale Gesundheit und unser Wohlbefinden auswirken kann.

Übermäßig vereinfachte Vorstellungen vom positiven Denken sind zwar fehl am Platz, wenn Sie es mit Krebs zu tun haben, trotzdem ist es nützlich zu wissen, wie Ihr Denken Ihren Seelenfrieden, Ihre Fähigkeit, sicher durch das emotionale Minenfeld Krebs zu navigieren, fördern oder untergraben kann.

Probleme im Geist: unsere belastenden Geschichten

Stellen Sie sich folgende Situation vor: Margaret und Elise, zwei Patientinnen, bei denen kürzlich Brustkrebs festgestellt wurde, waren bei ihrem Onkologen und haben ähnliche Empfehlungen für eine Therapie erhalten, die im Allgemeinen recht gute Ergebnisse erzielt. Objektiv betrachtet sind sie medizinisch mehr oder weniger in der gleichen Situation.

Elises Gedanken laufen ungefähr wie folgt ab: «Ich glaube ja nicht, dass diese Behandlung ein Kinderspiel wird, aber ich habe schon allerhand mitgemacht und ich bin froh, dass es eine wirksame Therapie für diese Krankheit gibt. Mein Arzt hat mich sehr unterstützt, unterm Strich sehen meine Chancen recht gut aus.» Margret denkt inzwischen eher anders: «Ich habe schon schlimme Dinge über diese Therapie gehört. Das wird vermutlich sehr schmerzhaft und mein Arzt konnte noch nicht einmal garantieren, das es wirkt. Das sind keine guten Aussichten, das könnte mich das Leben kosten.»

Sie sehen, dass die emotionalen Folgen dieser gegensätzlichen Betrachtungsweise ein und derselben Situation drastisch unterschiedlich sein kann. Dieses Szenario ist zwar stark vereinfacht, um es deutlicher zu machen, es lehnt sich aber sehr stark an Äußerungen an, die wir von Patienten wie Margaret und Elise tatsächlich immer wieder in unseren Gruppen hören. Nicht selten gewinnen pessimistische und hoffnungsvolle Ansichten zu jeweils unterschiedlichen Zeiten die Oberhand bei ein und demselben Menschen, während dieser damit ringt, eine verwirrende und möglicherweise lebensbedrohliche Situation sinnvoll zu erklären. Diese emotionale Achterbahnfahrt ist also völlig normal und weitverbreitet; dennoch möchten wir einige Punkte betonen:

- Wahrnehmung und Einschätzung sind entscheidende Faktoren in Ihrer Reaktion auf jedes schwierige Ereignis im Leben.
- Sie müssen nichts passiv annehmen und sich in Ihren potenziell belastenden und entmutigenden Gedanken hilflos gefangen fühlen. Achtsamkeit trägt entscheidend dazu bei, unnötiges emotionales Leid zu vermeiden, das durch belastende Gedanken ausgelöst wird.

Gedanken laufen Amok

Innerhalb der Psychologie konzentrieren sich mehrere therapeutische Ansätze darauf, wie Gedankenmuster die Stimmung beeinflussen, die Anfälligkeit für Angst und Depressionen erhöhen und das Funktionieren in der Welt beeinträchtigen. Diese Gedankenmuster können dicht unter der Oberfläche liegen und leicht zugänglich sein, wie die Selbstgespräche, die wir üblicherweise führen, während wir durch den Alltag gehen: «Oh, ist es schon so spät? Ich sollte mich mal langsam in Bewegung setzen, wenn ich rechtzeitig zu meinem Termin kommen will», oder: «Mist, anscheinend muss ich heute schon wieder kochen! Kann sich nicht mal jemand anderes darum kümmern?» Wahrscheinlich kennen Sie diese Selbstgespräche als eine Art andauernde Erzählstimme in Ihrem Kopf, die Dinge bewertet, sobald sie sich ereignen. Gedankenmuster können aber auch eher verdeckte, organisierte und eingefahrene geistige Strukturen sein, die dann auch Schemata genannt werden.

Schemata sind wie Vorlagen, durch welche die hereinkommenden Sinneseindrücke gefiltert werden, um sie sinnvoll zu ordnen. Weil wir die Daten so sortieren, dass sie zu unseren inneren Darstellungen passen, können sie sehr bestimmende Faktoren in unserem Erleben sein. Wenn wir sagen, dass jemand «die Welt durch eine rosarote Brille betrachtet», sprechen wir eigentlich über ein Schema, das diese Person dazu bringt, Lebensumständen und -ereignissen einen Dreh ins Positive zu geben. Wenn Sie Ihre typischen Selbstgespräche über die Zeit beobachten, können Sie hilfreiche Hinweise finden, um Ihre persönlichen Schemata zu erkennen. Manchmal ist es leichter für jemand anderen, Sie auf diese Schemata hinzuweisen, als dass Sie sie selbst entdecken, denn für die Person mit den Schemata sind diese so eingefahren, dass sie nicht bewusst wahrgenommen und hinterfragt werden. Es geht ihnen so ähnlich wie Reisenden, die Dinge über ihre eigene Kultur herausfinden, wenn sie in ein anderes Land reisen und auf andere Arten des Sehens und Handelns stoßen. Annahmen darüber, wie die Welt funktioniert und wie Menschen miteinander in Beziehung stehen, gelten vielleicht nicht mehr.

Eins der Probleme mit diesen automatischen Verarbeitungsmodi für unsere Erfahrungen besteht darin, dass unser Körper auf die Geschichten reagiert, welche die Stimme im Kopf erzählt, ob diese Geschichten nun zutreffen oder nicht. Gedanken, die zu erschreckenden Vorstellungen führen, alarmieren Ihren Körper durch die Stressreaktion, und wenn Sie sich chronisch mit verzerrten und bedrückenden Gedanken beschäftigen, reagiert Ihr Körper möglicherweise chronisch auf diese Art zu denken. Mit der Zeit kann solches Denken zu Angst, chronischem Stress, Selbstvorwürfen und Depressionen führen. Bei manchen Menschen ist die Angewohnheit, sich Sorgen zu machen, so eingefahren, dass sie regelrechte Sorgenmaschinen werden.

Fallstricke beim Denken

Verzerrte Kognition, dysfunktionales Denken und maladaptive Schemata sind einige Begriffe, die in der Psychologie verwendet werden, um die menschliche Neigung zu beschreiben, voreingenommen wahrzunehmen und zu urteilen, wie es der in uns vorherrschenden Darstellung der Realität entspricht. Wir lassen uns gern auf typische Weise von unserem Denken in die Irre führen, wie in den folgenden Beispielen dargestellt:

Etiketten oder Stereotype: Menschen oder Situationen werden als starr und unveränderlich betrachtet, andere Aspekte oder Möglichkeiten werden ignoriert. Beispiele: «Mein Arzt kümmert sich nicht um mich», oder: «Frauen sind das schwache Geschlecht.»

Schlussfolgerungen vorwegnehmen: Interpretationen ohne eindeutige Belege dafür vornehmen. Wenn Ihnen zum Beispiel Ihr Arzt das Ergebnis einer Untersuchung nicht mitteilt, schließen Sie daraus: «Das Ergebnis ist bestimmt schlecht», oder wenn eine Freundin nicht zurückruft, beschließen Sie: «Sie will nicht mit mir reden, sie ist bestimmt sauer auf mich.»

Vergrößerung (Katastrophendenken) und Verkleinerung: Die Bedeutung oder Wahrscheinlichkeit von etwas, das als negativ angesehen wird, übertreiben bzw. die Bedeutung oder Wahrscheinlichkeit von etwas, das als positiv angesehen wird, kleinreden. Beispiele: «Es ist schrecklich und unerträglich, dass mein Arzt eine andere Therapie empfiehlt», oder: «Ich habe noch nichts Ernstzunehmendes geschafft.»

Emotionales Argumentieren: Etwas für wahr halten, weil Sie es so empfinden oder befürchten. Beispiele: Der Onkologe verbringt bei einem Besuch in der Klinik nur wenig Zeit mit Ihnen, also denken Sie: «Ich fühle mich vernachlässigt, mein Onkologe mag mich nicht», oder, wenn Sie Ihre Angst bemerken, denken Sie: «Wenn ich negative Gedanken habe, kommt meine Krankheit wieder.»

Mentale Filter: Einen begrenzten Aspekt der Situation oder Erfahrung herausgreifen und davon die Wahrnehmung des ganzen Ereignisses bestimmen lassen. Beispiel: Sie haben Probleme, am Krankenhaus einen Parkplatz zu finden, daraus folgt: «Das Krankenhaus ist ein furchtbarer Ort.»

Alles-oder-nichts-Denken: Alles in Schwarz-Weiß sehen. Beispiele: Ihr Partner hilft nicht beim Aufräumen nach dem Essen, also verkünden Sie: «Ich mache hier die ganze Arbeit. Du denkst überhaupt nicht an mich!», oder: Sie bekommen ein unerwünschtes Untersuchungsergebnis, also denken Sie: «Bei mir geht immer alles schief!»

Persönlich nehmen: Ein Ereignis als auf die eigene Person bezogen interpretieren, obwohl es viele andere plausible Gründe oder Interpretationen gibt. Beispiel: Jemand, den Sie kennen, kommt ein Stück auf Sie zu, aber beim Näherkommen macht er plötzlich kehrt und geht wieder weg, also denken Sie: «Dieser Mensch mag mich nicht und will mir aus dem Weg gehen.»

Perfektionismus: Der Gedanke, dass man sich auf bestimmte Weise verhalten «muss» oder «sollte», sonst …, oft in Verbindung mit einer unrealistischen Schlussfolgerung, was die Konsequenzen von abweichendem Verhalten angeht. Beispiele: «Ich muss ein folgsamer Patient sein, sonst gibt mir mein Arzt nicht die Aufmerksamkeit, die ich brauche», oder: «Ich muss den Schein wahren, sonst sehen andere meine Schwächen und weisen mich ab.»

Achtsamkeit beim Beobachten von Gedanken

Achtsamkeit ermöglicht Ihnen, leichter zu erkennen, wann Sie sich diesen gedanklichen Fallen nähern, und Sie können die Grenzen sehen, die sie Ihrem Leben stecken. Das gibt Ihnen die Möglichkeit zu wählen, während Sie vorher vielleicht automatisch reagierten. Es kann helfen, Annahmen und Verzerrungen in Ihrem Denken zu erkennen und zu hinterfragen, damit Sie zu einer ausgewogeneren Einschätzung der Situation gelangen. Dadurch können vielleicht neue Lösungen, Möglichkeiten oder Gefühle ans Licht kommen. Wenn Ihnen bewusst wird, dass Sie in einer dieser Denkfallen stecken:

- Erkennen Sie, dass Gedanken nur Gedanken sind; sie sind nicht die Realität. Wie der Wissenschaftler und Philosoph Alfred Korzybski sagte: «Die Landkarte ist nicht das Gelände.»
- Denken Sie daran, dass Sie nicht Ihre Gedanken sind; sie kommen und gehen wie Wellen im Meer. Sie sind eher das Meer als die Wellen.

Hier sind einige hilfreiche Fragen, die Sie sich stellen können:

- Woher weiß ich, dass meine Annahme richtig ist? Welche Beweise gibt es?
- Gibt es andere mögliche Erklärungen oder Arten, die Sache zu sehen?
- Selbst wenn es wahr ist, müssen die Konsequenzen so schrecklich sein, wie ich glaube?
- Ist dies wirklich die hilfreichste Interpretation oder gibt es andere mögliche Erklärungen, die ich leichter akzeptieren könnte und die mir andere Handlungsmöglichkeiten eröffnen?
- Nur weil etwas in einer bestimmten Situation oder zu einem Zeitpunkt wahr ist, heißt das, dass es dann immer wahr sein muss?
- Gibt es Ausnahmen von der Regel und neue Möglichkeiten, an denen ich mein Verhalten ausrichten kann, anstatt mich an meinen einschränkenden Überzeugungen zu orientieren?

Gleich, ob Ihre Gedanken zutreffend sind oder nicht, Grübeleien lenken Sie immer von der Schönheit und den potenziellen Möglichkeiten des gegenwärtigen Augenblicks ab.

Übung 7.1
Annahmen hinterfragen

Nehmen Sie ein leeres Blatt Papier und arbeiten Sie sich mit dem folgenden Diagramm als Vorlage durch eine schwierige Situation. Sie wissen, dass die richtige Zeit dafür da ist, wenn Sie bei sich eine starke emotionale Reaktion auf eine Situation feststellen. Vielleicht erscheint Ihnen diese Reaktion sogar selbst übertrieben. Die Arbeit mit diesem Diagramm kann Ihnen helfen, die Reaktion zu verstehen und Ihre Möglichkeiten in der Situation zu erkennen.

Situation Beschreiben Sie die Ereignisse rund um eine unangenehme emotionale Erfahrung. Zählen Sie nur die Fakten auf, wie eine Videokamera sie einfangen würde, ohne zu interpretieren.	**Beispielreaktionen** Eine Freundin ist auf der Straße an mir vorbeigegangen, ohne zu grüßen.
Emotionen Beschreiben Sie die entstandenen Emotionen, etwa Wut, Traurigkeit oder Angst, und ihre Stärke auf einer Skala von 1 bis 10.	Verletzt (10), Ablehung (8), Wut (6)

»

Automatische Gedanken Welche Gedanken können Sie erkennen, die der negativen Emotion vorausgingen oder zu ihr beigetragen haben?	Sie hat mich mit Absicht ignoriert. Sie weiß, dass ich Krebs habe; deshalb geht sie mir aus dem Weg. Sie wird wohl nichts mehr mit mir zu tun haben wollen. Wie kann sie mich im Stich lassen, gerade wenn ich Hilfe brauche?
Verzerrtes Denken Erkennen Sie die möglichen Verzerrungen oder Begrenzungen in jedem automatischen Gedanken anhand der Liste «Fallstricke beim Denken» im vorhergehenden Abschnitt.	Schlussfolgerungen vorwegnehmen, Vergrößerung, Persönlich nehmen, Katastrophendenken
Alternative Reaktion Wie könnten Sie in dieser Situation anders denken und reagieren?	Vielleicht hat sie mich nicht gesehen. Vielleicht hat sie an etwas anderes gedacht. Vielleicht geht sie mir aus dem Weg, weil sie nicht weiß, was sie sagen soll. Ich könnte sie anrufen und fragen, was los ist.

»

Ergebnis Wie würden Sie sich fühlen oder verhalten, wenn Sie die automatischen Gedanken durch die alternative Reaktion ersetzten? Hat sich die emotionale Intensität verändert?	Schwächeres Gefühl von Verletztheit, Ablehung und Wut. Konnte selbst aktiv werden und herausfinden, was wirklich los war.

«Ich weiß nicht» als Grundhaltung

Die vorausgehende Übung macht deutlich, wie Achtsamkeit Ihnen helfen kann, einen neuen Blick auf beunruhigende Gedanken zu finden und damit zu arbeiten. Vielleicht gelangen Sie zu einer tieferen Einsicht, indem Sie erkennen, dass Gedanken nur Gedanken sind. Wenn Sie dieses Verständnis durch Ihre Übungen gewinnen, wenn Sie ein unparteiischer Zeuge der Vorgänge in Ihrem Geist werden, schwächen Sie den Würgegriff, in dem Ihre Gedanken Sie halten. Sie können sich entscheiden, sich weniger mit dem zu identifizieren, was mitunter auch «Hirnrindengeschwätz» genannt wird (Pearce, 1974), mit den andauernden Selbstgesprächen in der Großhirnrinde. Mit etwas Übung stellen Sie vielleicht fest, dass Sie weniger den Drang verspüren, Urteile abzugeben oder zu starren Schlussfolgerungen zu gelangen. Ein Geist, der nicht unter Gedanken erstickt – der also charakterisiert ist durch die Weite, Klarheit und Offenheit, die sich einstellen, wenn die Gedanken abklingen –, ist der Geist des Anfängers, wie er in Kapitel 3 besprochen wird. Er wird auch als «stiller Geist» oder «Nichtwisser-Geist» bezeichnet. In einem gewissen Sinn ist der Geist, der nicht weiß, der nicht der von Gedanken unterstützten Illusion unterliegt zu wissen, weise; ein Geist, der über schale, konventionelle Ansichten hinausgehen kann, der eingestimmt ist auf das sich entfaltende Wunder des Lebens und der Frieden gefunden hat.

Gehmeditation

Wenn wir, etwa in der Mitte des Programms, das achtsame Gehen erstmals in unseren Gruppen vorstellen, entsteht oft ein wenig Verwirrung. Viele Menschen haben das Gehen als sanfte, gemäßigte Sportart entdeckt oder als Möglichkeit, von allem wegzukommen, hinaus in die Natur zu gehen und ihre Sorgen zurückzulassen. Gehen ist auch eine beliebte Gelegenheit zum Tagträumen, Probleme lösen oder für Unterhaltungen mit Freunden. Diese Erfahrungen können zwar bereichernd und angenehm sein, achtsames Gehen ist allerdings etwas ganz anderes. Die achtsame Gehmeditation ist eine Methode, Achtsamkeit vom Meditationskissen mitzunehmen und in die Welt hinauszutragen. So kann es als Brücke dienen, um größere Präsenz bei all Ihren Aktivitäten und Erfahrungen zu schaffen.

Sie können es überall tun, wo genug Platz zum Stehen und für ein paar Schritte in eine bestimmte Richtung ist. Traditionell wird die Gehmeditation an einem vorgeschriebenen Ort ausgeführt, zum Beispiel auf einem Weg, hin und wieder zurück. Im Gegensatz zum üblichen Gehen gibt es kein Ziel außer dem, bei jedem Schritt ganz präsent im Hier und Jetzt zu sein. Folgen Sie einfach der Anleitung bei Übung 7.2.

Übung 7.2
Achtsame Gehmeditation

- Beginnen Sie damit, bequem aufrecht und im Gleichgewicht zu stehen. Klären Sie Ihre Absicht, bevor Sie zu gehen beginnen: zu gehen, vollkommen anwesend zu sein und bewusst wahrzunehmen, was die Sinne von dieser Erfahrung übermitteln in jedem Augenblick und bei jedem Schritt, den Sie gehen.
  Anfangs in relativer Stille – einfach den Körper spüren, der im Gleichgewicht steht und atmet – der Tradition gemäß die Hände vor oder hinter dem Körper falten – langsam und bewusst, die

Arme nicht gegengleich zu den Gehbewegungen schwingen lassen, wie beim Gehen, um an ein Ziel zu kommen – einige Schritte weit nach vorn schauen, nicht mit scharfem Blick, um zu sehen, ohne hinzuschauen – ohne auf die Füße zu schauen – stattdessen spüren, wo sie sind – erkennen, dass sie wissen, wie man geht.
Wenn Klarheit und Konzentration vorhanden sind – mit dem ersten Schritt beginnen und spüren, was geschieht – bemerken, wie sich das Gewicht anfangs auf einen Fuß verlagert, den anderen Fuß anheben, Bein und Fuß nach vorn bewegen und den Fuß auf den Boden setzen – jetzt den nächsten Schritt beginnen und das Gewicht auf den gerade aufgesetzten Fuß verlagern – auf jeden Schritt achten mit Offenheit, Neugier und Staunen.
Vielleicht ein Lächeln bemerken, das Wertschätzung und Dankbarkeit für diese Gelegenheit zu üben auf dem Gesicht ausdrückt – innerlich jede Phase des Schritts wahrnehmen – Gewicht verlagern, Fuß anheben, ausstrecken, absetzen – und währenddessen achtsam bleiben.
Wenn das Ende des vorgeschriebenen Raums erreicht ist – stehenbleiben – das Stehenbleiben bewusst wahrnehmen – die Drehung beginnen – das Drehen bewusst wahrnehmen – und neu beginnen.
Dies ist die grundlegende Anleitung in ihrer einfachsten Form, im Wissen, dass viele Variationen möglich sind – vielleicht die Schritte verlangsamen – das übliche Tempo beim Gehen verlassen – um die Gewohnheit des unbewussten Gehens zu brechen – oder schneller gehen – sich daran erfreuen, den Rhythmus der Schritte mit dem Atemfluss zu koordinieren, sodass mit jeder Einatmung und Ausatmung eine bestimmte Anzahl Schritte verbunden ist – diese Bewusstheit erweitern auf verschiedene Aspekte der gegenwärtigen Erfahrung, genau wie bei der Sitzmeditation — natürlich kann die Aufmerksamkeit abschweifen, dies wahrnehmen, sie zurückholen, ohne Urteil oder Vorwürfe – einfach zu Bewusstheit zurückkehren – Pause machen – mit dem nächsten Schritt neu beginnen – anstatt anheben, ausstrecken oder absetzen zu verzeichnen, vielleicht andere Wörter denken, wie hier, jetzt, lebendig,

wunderbar – was hilft, das Bewusstsein konzentriert und lebendig zu halten.

Eine andere Variation könnte sein, dieses Gehen mit in die Welt hinauszunehmen – mit derselben klaren Absicht bei jedem Schritt – Geräusche hören – die Bewegung von Formen und Farben sehen, den Wind im Gesicht spüren, Kontakt mit der Erde bei jedem Schritt – und wann immer das Bewusstsein abgewandert ist zum Erkennen, Denken, Analysieren oder Beurteilen – den Gedanken dort fallenlassen, wo er gefunden wurde, wie einen nutzlosen Stock – neu beginnen – daran denken, dass kein Ziel erreicht werden soll, außer vollkommen präsent zu sein – und in jedem Augenblick, in dem Sie ganz präsent sind, sind Sie angekommen.

Ein Teilnehmer unserer Kurse begann eine informelle Gehmeditation jeden Morgen auf dem Weg zur Arbeit. Er hatte vorher schon das Gehen zur Arbeit als Teil eines gesünderen Lebensstils aufgenommen, ließ sich aber auf dem Weg meist von Gedanken und Sorgen über zu erwartende Probleme bei der Arbeit ablenken. Wie hat achtsames Gehen die Sache verändert? Er sagte, er habe bemerkt, dass er bestimmte Menschen mit hoher Wahrscheinlichkeit jeden Tag auf seinem Weg treffen würde, was ihm vorher völlig entgangen war. Er begann, sie zu grüßen, sie anzulächeln, manchmal mit ihnen zu reden. Er hatte das Gefühl, dass er so einen besseren Start für jeden Tag seines Lebens in der Arbeitswelt schuf.

Das Denken kann unseren Geist so im Griff haben, dass eine mit Absicht genommene Auszeit von der Trance des Denkens durch formelle und informelle Meditationsübungen befreiend sein kann und uns mit der Zeit hilft, den Unterschied zwischen Gedanken und der Roherfahrung zu erkennen. In Ihrem Alltag können Sie beginnen, nicht hilfreiche Überzeugungen und Annahmen zu bemerken und zu hinterfragen. Sie können üben, nicht oder milder zu urteilen, als Weg zu dem Ziel, die Dinge klarer und in größerem Zusammenhang zu sehen.

So üben Sie diese Fähigeiten

Vor allem, wenn Sie bei sich eine starke emotionale Reaktion auf eine Situation feststellen, versuchen Sie, sich den Tanz Ihrer Gefühle und Gedanken bewusst zu machen. Erkennen Sie die Möglichkeit, geschickt zu reagieren, nicht reflexhaft aufgrund von problematischen Denkgewohnheiten. Mit etwas Übung stellen Sie vielleicht fest, dass Sie sich von den problematischen Denkmustern befreien können, die Sie vielleicht erworben haben.

An dieser Stelle Ihrer Praxis empfehlen wir Ihnen, die Gehmeditation abzuwechseln oder zu mischen mit der täglichen Sitzmeditation und Yoga-Übungen. Vielleicht können Sie an einem Tag fünfzehn Minuten Yoga im Liegen machen, dann dreißig Minuten Gehmeditation und am nächsten Tag versuchen Sie es mit fünfzehn Minuten Yoga im Stehen, gefolgt von dreißig Minuten Sitzmeditation. Im weiteren Verlauf des Programms raten wir Ihnen, die Zeit, die Sie für formelle Übungen aufwenden, auf fünfundvierzig Minuten am Tag zu steigern.

8 Meditation mit Bildern

Wildgänse
Du musst nicht gut sein.
Du musst nicht auf Knien
hundert Meilen durch die Wüste rutschen und bereuen.
Du musst nur das weiche Tier deines Körpers lieben lassen, was es liebt.
Erzähle mir von Verzweiflung, von deiner, dann erzähle ich dir von meiner.
Inzwischen dreht sich die Welt weiter.
Inzwischen bewegen sich die Sonne und die klaren Regenkiesel
über die Landschaften,
über Prärien und tiefe Wälder,
die Berge und die Flüsse.
Inzwischen fliegen die Wildgänse hoch in der klaren, blauen Luft
zurück nach Hause.
Wer du auch bist, wie einsam auch,
die Welt bietet sich deiner Fantasie an,
ruft dich wie die Wildgänse, rau und erregend –
ruft immer wieder deinen Platz aus
in der Familie des Seins.

— Mary Oliver

In unserem auf Achtsamkeit beruhenden Ansatz dienen Bilder als Methode, uns zu ermutigen, zu stärken und an hilfreiche Eigenschaften und Fähigkeiten zu erinnern, die unserem Wesen innewohnen, aber oft unterentwickelt sind, verdeckt von Leid, negativen Erwartungen oder Wahrnehmungsgewohnheiten.

Unser Ansatz unterscheidet sich von einem, der Krebspatienten öfter nahegelegt wird, nämlich sich auf bestimmte Ziele oder Ergebnisse zu konzentrieren, die durch Visualisierung erreicht werden sollen. Dieser Ansatz hat vermutlich auch seinen Platz, aber das ziel- und ergebnisorientierte Streben kann für Achtsamkeitsübungen kontraproduktiv sein. In unserer Sichtweise dieser Frage kann Heilung nicht erzwungen oder herbeigewünscht werden; wir können aber wohl Bedingungen schaffen, welche die zugrunde liegenden Vorgänge fördern.

Im größeren Zusammenhang der Entwicklung von Nichttun und Nichtstreben können Sie lebensbejahende, vorteilhafte oder inspirierende Bilder verwenden, um sich jene Aspekte des Daseins besser bewusst zu machen.

Ihr Leben in Bildern

Nehmen Sie sich einen Augenblick Zeit, um zu bedenken, welch eine große Macht Bilder in Ihrem Leben haben. Bilder sind Darstellungen der Welt, die unsere Erfahrung ähnlich beeinflussen wie die Sprache. Wenn wir das Wort «Bilder» verwenden, verstehen wir darunter auch Wahrnehmungen über die anderen Sinneskanäle, nicht nur das Visuelle. In Kapitel 2 sollten Sie sich vorstellen, in eine Zitronenscheibe zu beißen, um aus erster Hand eine körperliche Reaktion auf eine geistige Aktivität zu erleben. Bei den meisten Menschen erzeugt die Vorstellung, eine Zitronenscheibe über alle Sinneskanäle aufzunehmen – ihren Zitrusduft, die wachsige, unebene Struktur der Schale, die leuchtend gelbe Farbe und der Geschmack des glänzenden, saftigen Fruchtfleischs – eine starke Reaktion im Verdauungstrakt, die sich wohl am deutlichsten im zusammengezogenen Mund und heftiger Speichelbildung zeigt.

Welche Reaktion fühlen Sie, wenn Sie sich das Gesicht eines lieben Freundes oder Angehörigen vorstellen? Und wenn Sie sich eine Situation vorstellen, die Sie lieber vermeiden würden, zum Beispiel die Eile, um einen Flug zu erwischen, oder das Zusammentreffen mit einem wütenden Menschen? Wenn Sie genau hinschauen, erkennen Sie vielleicht, dass Sie innere Darstellungen der Welt recht routiniert herstellen, während Sie durch Ihren Alltag gehen, und selbst im Schlaf können Bilder in Form von Träumen einiges auslösen. Manche Bilder sind in der menschlichen Fantasie so verwurzelt, dass sie als Archetypen gelten, allen gemeinsame Bilder, die einen grundlegenden Aspekt menschlichen Erlebens einfangen und deshalb als universelle Symbole in allen Kulturen erkannt werden.

Zum Beispiel betrachten Menschen, die in der Nähe von hohen Bergen leben, diese oft als heilig, und das Besteigen eines Berges ist leicht als Metapher für eine spirituelle Suche zu verstehen. Es überrascht nicht, dass Berge, wo die Schönheit von Himmel und Erde in klarem Kontrast zusammentreffen, die Macht haben, Menschen auf unterschiedlicher Ebene zu berühren.

Bergmeditation

Die Bergmeditation, die Jon Kabat-Zinn in seinem hervorragenden Buch «Im Alltag Ruhe finden» (1998) vorstellt, weist einen Weg zur Erkenntnis von Aspekten unseres Wesens, die wir anerkennen und achten sollten. Vielleicht möchten Sie die Bergmeditation auch einmal im Freien durchführen, wo die Elemente uns an unsere direkte Verwandtschaft mit der Natur erinnern.

Übung 8.1 bietet eine Anleitung für die Bergmeditation, mit der Sie auf verschiedene Weise arbeiten können. Bitten Sie vielleicht einen Freund, Ihnen den Text vorzulesen; Sie könnten ihn aber auch aufnehmen und wieder abspielen oder lesen Sie ihn einfach und führen Sie Ihre Bergmeditation aufgrund Ihres allgemeinen Gefühls für die Anleitung durch.

Übung 8.1
Bergmeditation

Sie können die Bergmeditation in jeder Haltung durchführen, am besten geeignet ist aber vielleicht das Sitzen, denn im Sitzen ist der Körper in gewissem Sinn einem Berg ähnlich: unten breit, nach oben hin spitz zulaufend.

Beginnen Sie, indem Sie sich hinsetzen. Sei es auf einem Kissen oder auf dem Fußboden, oder auch auf einem Stuhl – lassen Sie Ihren Körper eine bequeme, stabile Haltung im Gleichgewicht finden. Sie könnten die Hände auf die Knie legen oder im Schoß falten. Eine bequem aufgerichtete Wirbelsäule kann ein Gefühl von Würde in Ihre Meditation bringen und einen wachen Geist fördern. Trotzdem sollten Sie nicht übermäßig steif oder gespannt sitzen. Halten Sie die Augen offen oder geschlossen; vielen Menschen fällt es leichter, ihre Fantasie bei geschlossenen Augen anzuregen, und Sie werden weniger Konkurrenz von optischen Reizen aus der Umgebung erleben.

- Den Körper bewusst erspüren – ein paar Augenblicke Zeit lassen, um die Symphonie der Empfindungen bewusst wahrzunehmen, die von Ihrem Wesen ausgeht, die Existenz des Körpers verkündet – auf die körperlichen Empfindungen einstimmen – die Gelegenheit wahrnehmen, Bereiche zu lockern oder loszulassen, wo sich außerhalb des Bewusstseins unnötige Spannungen eingenistet haben.
  Das Bild eines Berges aufrufen – vielleicht eines vertrauten Berges – ein Berg, dessen Bild im Gedächtnis gespeichert ist, oder ein ganz eigenes Produkt der Fantasie, das alles darstellt, was ein Berg sein kann – einen Augenblicke Zeit lassen, um die Form des Berges wahrzunehmen – mit einem Gipfel oder mehreren – Gletscher an der Spitze, mit Schnee oder Wald bedeckt – die Schönheit, Kraft und Würde bewundern, die der Berg verkörpert.
  Wenn dieses Bild entstanden ist – das Gefühl entwickeln, dieser Berg zu werden – Berg und Körper werden eins – Beine und Be-

cken werden der stabile Fuß des Berges, fest verwurzelt in der Erdkruste – die Wirbelsäule wird die Achse des Berges – Rumpf und Arme die Hänge – Kopf und Schultern der majestätische Gipfel – die Langlebigkeit des Berges wird die des Körpers.
Still sitzen wie der Berg – während sich die Umwelt wandelt und verändert – mit dem Sonnenaufgang wandert das sanfte Licht des Morgens über das Gesicht des Berges, nimmt den Tau von seinen unteren Hängen – Schatten wandeln und verändern sich, die Sonne steigt höher in den Himmel, die Bergbäche werden erfrischt von der Gletscherschmelze des Tages – Tiere ziehen auf die Wiesen und genießen das Futter und die Wärme der Sonne – so wird der Morgen zum Mittag – der Tag zur mondhellen Nacht – und die Nacht zum Tag – in sich verändernden Kreisen – der Berg sitzt unbewegt – schön und stabil im Gleichgewicht.
Auch die Jahreszeiten durchlebt der Berg – Frühlingsblumen machen der Reife und Hitze des Sommers Platz – der Berg ist Zeuge – die grünen Blätter des Sommers ergeben sich der Herbstpalette von leuchtendem Gelb, Rot und Orange und schließlich gedämpftem Braun – das Wetter wird kühl zum Herbst hin – die Tage werden kürzer – vielleicht prasseln Regen, Eis und Schnee auf den Berg ein – vielleicht ziehen Tiere und Vögel weg, wandern von den hoch gelegenen Wiesen in geschützte Täler – vielleicht bewerten jene, die den Berg besuchen, ihn nach seinem angenehmen Wetter und der guten Aussicht – aber der Berg bleibt davon unberührt – der Berg sitzt still und majestätisch – und beobachtetet den Wandel.
Sie sitzen in Ihrem Berg-Wesen – erhalten vom Berg einige seiner Gaben – erkennen vielleicht die stabilen, langlebigen Elemente in Ihrem Wesen, während alles in der Umgebung sich wandelt und ändert.

Wenn die Stürme, Wetterwechsel und Jahreszeiten Ihres Lebens in ihrem Rhythmus weiterziehen, möge die zeitlose Weisheit des Berges immer greifbar bleiben.

See- und Baummeditation

Der Berg ist nur ein Bild aus der Natur, das Ihnen bei Ihren Meditationsübungen helfen kann. Eine große Auswahl an Naturbildern kann Eigenschaften herausarbeiten, die Sie vielleicht in sich verstärken möchten. Eine weitere verbreitete Übung, ebenfalls von Jon Kabat-Zinn vorgestellt in «Im Alltag Ruhe finden» (1998), besteht darin, sich die Eigenschaften eines Sees vorzustellen: Wenn er ruhig ist, wirkt seine Oberfläche wie ein Spiegel, der das Licht der Welt um ihn herum reflektiert. Wenn Sie diese Eigenschaft des Sees verkörpern, können Sie durch diese Stille ein Spiegel sein, der klar und transparent reflektiert. Schauen Sie mit dieser Klarheit nach innen, in Ihre Tiefe und reichen inneren Ressourcen, und nach außen, um die Welt in einer durch die Illusion enthüllten Klarheit zu sehen.

Wenn nun die Oberfläche des Sees von Wind und Regen aufgewühlt wird, müssen Sie nur sanft in die Tiefen eintauchen, wo diese Turbulenzen nur noch eine rhythmisch schwankende Strömung sind, ähnlich wie der Fluss des Atems. Also selbst bei stürmischem Wetter an der Oberfläche bleibt der See in der Tiefe ruhig und still und kann in den Stürmen Ihres Lebens als Zuflucht und Ort des Trostes dienen.

Das Baum-Bild arbeitet mit dem gleichen Prinzip: Auch wenn die Äste des Baums vom Sturm gepeitscht werden, wenn die Blätter abgerissen werden, schwankt sein Stamm nur leicht, seine Wurzeln reichen tief in die Erde und sorgen für Stabilität.

Jedes dieser Bilder kann Ihnen helfen, sich in den unvermeidlichen Stürmen des Lebens, die in Sekundenbruchteilen aufkommen können, verwurzelt und ruhig zu fühlen. Wenn Sie sich selbst als ruhig wie die Tiefen des Sees erkennen, stark und unbewegt wie der Berg oder verwurzelt wie der Baum, werden Sie diese Stürme leichter überstehen.

Anwendungen der Naturmeditation

Sie können diese Bildmeditationen jederzeit durchführen, wenn Sie formell Meditation praktizieren, aber auch bei informellen Gelegenheiten der Meditation, wenn Sie sich angreifbar, klein oder zerbrechlich fühlen.

Bill, ein Patient mit Prostatakrebs, der an unseren Kursen teilnahm, erlebte eine Zeit des «wachsamen Wartens». Als er erfahren hatte, dass eine sofortige Behandlung nicht empfehlenswert war, begann er, seine PSA-Werte (Prostataspezifisches Antigen) zwanghaft und oft zu kontrollieren; ein höherer Wert könnte bedeuten, dass der Tumor wächst. Er teilte uns mit, dass er das Gefühl hatte, geradezu auf eine Erhöhung zu warten, die das Wachsen seines Tumors anzeigte.

Als ob das nicht nervenaufreibend genug wäre, beschrieb er auch, dass er sich oft von den Anforderungen am Arbeitsplatz überfordert fühlte; er arbeitete im Mittelbau einer Stadtverwaltung. Dort fühlte er sich oft übersehen, als selbstverständlich angenommen oder von seinen Vorgesetzten mit Füßen getreten. Die Meditation mit dem Bild des Berges half Bill in beiderlei Hinsicht. Als Krebspatient, der nur darauf wartete, dass etwas besser oder schlechter wurde, konnte er die Ausgeglichenheit und Ausdauer des Berges über unglaublich lange, geologische Zeiträume verkörpern und üben, die Unsicherheit seiner Lage geduldig anzunehmen. Am Arbeitsplatz konnte er sich aufrichten, sich majestätisch, solide und nicht betroffen fühlen, indem er auch bei Beleidigungen und Kränkungen an den Berg dachte. Die Freiheit, Weiträumigkeit und Majestät des Berges halfen ihm, sich über die Bürointrigen zu erheben und seine Arbeit mit Stolz zu erledigen.

Auch Sie werden wahrscheinlich Zeiten in Ihrem Leben finden, wenn es Ihnen hilft, sich an Ihre Berg-Eigenschaften zu erinnern, um Unsicherheit, lange Wartezeiten, Bewertungen von außen oder Angriffe auf Ihre Integrität zu ertragen. In dieser Situation Berg-Eigenschaften zu verkörpern kann helfen, Ihre Stärke und Ausdauer in schwierigen Zeiten zu bestätigen.

9 Ein Tag in Stille

Liebe nach Liebe
Die Zeit wird kommen,
wenn du mit Schwung
dich selbst an deiner eigenen Tür
begrüßen wirst, in deinem eigenen Spiegel,
und jeder wird beim Gruß des anderen lächeln

und sagen, setz dich hier hin. Iss.
Du wirst wieder den Fremden lieben, der du warst.
Gib Wein. Gib Brot. Gib dein Herz sich selbst
zurück, dem Fremden, der dich geliebt hat,

dein ganzes Leben, den du wegen eines anderen
übersahst, der dich inwendig kennt.
Nimm die Liebesbriefe vom Bücherbord herunter,

die Fotografien, die verzweifelten Zeilen,
Pelle dein Bild vom Spiegel ab.
Setz dich. Schmause von deinem Leben.

— Derek Walcott (Übers. Klaus Martern)

Zwischen Woche sechs und Woche sieben unseres achtwöchigen Programms bieten wir unseren Teilnehmern die einmalige Gelegenheit, eine Auszeit von ihren oft gut gefüllten Terminkalendern zu nehmen, um sechs Stunden in Stille zu verbringen und sich zu pflegen. Sechs Stunden ist eigentlich nicht viel, aber es ist erstaunlich, wie schwer es Leuten fällt, diesen Teil eines Samstags freizuhalten für Selbstreflexion und das eigene Wohlergehen. Sie lassen sich anfangs oft von der Vorstellung einschüchtern, sechs Stunden am Stück zu meditieren. Sie fragen sich außerdem, wie sie es so lange in Gesellschaft von Menschen aushalten sollen, ohne zu sprechen. Wenn sie es aber tun, hören wir hinterher meist Kommentare wie: «Die Zeit ist wie im Flug vergangen», und: «Weil wir so viele verschiedene Meditationsformen hatten, und auch Yoga, war es keine Überforderung.» Die Teilnehmer sagen oft, die Stille sei erfrischend gewesen und viel leichter zu ertragen, als sie gedacht hatten.

Wir hoffen, dass auch Sie sich dieser Herausforderung stellen und einen stillen Meditationstag für sich einplanen! Er muss nicht unbedingt den Stundenplan aufweisen, den wir beschreiben; er kann sogar ganz anders aussehen. Das Wichtige dabei ist aber, diesen längeren Zeitraum freizuhalten, nur um Achtsamkeit zu üben, am besten in Stille, allein oder mit anderen, die ebenfalls teilnehmen. Sie werden erstaunt sein, was Sie entdecken, wenn Sie sich entscheiden, es auszuprobieren!

Warum einen Tag in Achtsamkeit und Stille verbringen?

Bei den zahllosen Möglichkeiten, Ihre wertvolle und immer kostbarere Zeit zu verbringen, warum sollten Sie den größeren Teil eines Tages allein verbringen und in Stille meditieren? Die Entscheidung, sich dafür länger Zeit zu nehmen, stellt eine Entscheidung für sich selbst und für den Heilungsprozess dar; sie verstärkt die Bedeutung von Achtsamkeit in Ihrem Leben. Diese Zeit bietet Ihnen die Chance, vertrauter zu werden mit den Bewegungen in ihrem eigenen Körpergeist und weiter auf dem Weg zur Freundschaft mit sich selbst voranzukommen. Sie ist eine Zeit der Ruhe, der individuellen Reflexion und der Verlangsamung des hektischen Alltagstempos. Sie vereinfacht das Leben in einer oft gehetzten Zeit und stärkt Ihre Fähigkeit, über längere Zeit achtsam und konzentriert zu bleiben.

In kürzeren täglichen Meditationssitzungen haben Sie oft nicht die Chance, Ihre Konzentration über eine so lange Zeit aufrechtzuerhalten. Es gibt keinen anderen Weg, das zu lernen, als die Übungszeit zu verlängern. Außerdem dauert es bei zunehmendem Können länger, bis beim Meditieren neue Lerngelegenheiten auftauchen. Sie können aber sicher sein, dass Sie im Lauf des Tages höchstwahrscheinlich Gelegenheit haben werden, mit vielen schwierigen Emotionen und Gedanken zu arbeiten, mit denen Sie sich gern beschäftigen würden.

Aber warum Stille?

Wir meditieren aus verschiedenen Gründen in Stille. Sprache ist eine Form der symbolischen Darstellung von Erfahrung, bezieht sich auf Gedanken, Überzeugungen und Vorstellungen und neigt dazu, uns von der bewussten Anwesenheit im Jetzt zu entfernen. Sie führt uns einen Schritt weiter weg von der reinen Bewusstheit, die wir entwickeln möchten. Stille dagegen ermöglicht es, der reinen Bewusstheit näher zu sein, uns zu konzentrieren und Energie für die Achtsamkeitsarbeit zu sparen. Reden und Beisammensein mit anderen erfordern viel Energie, die Sie während dieser Zeit in Ihre persönliche Praxis lenken können. Bei Gruppenübungen greifen wir auf die sogenannte «edle Stille» zurück, die aus traditionellen Meditationspraktiken stammt und nicht nur Schweigen umfasst, sondern auch Beschränkung der Augen; wenn Sie also mit anderen üben, stellen Sie keinen Blickkontakt her oder kommunizieren auf andere Weise nonverbal. Das erscheint anfangs vielleicht merkwürdig, aber wenn sich alle an diese Regel halten, werden Sie feststellen, dass es nach einiger Zeit sehr befreiend wirkt. In dieser Zeit der Stille können Sie üben, mit den Dingen zu sein, wie sie sind, diese Dinge zu akzeptieren ohne den Ausweg oder die Verwicklung der Kommunikation mit anderen. Sowohl die Stille als auch die Zeitdauer ermöglichen tiefe persönliche Erfahrungen und Erkenntnisse.

Was gehört zu diesem Tag?

Unser Tag in Stille verbindet Übungen, die Sie im Lauf des Programms gelernt haben, darunter Yoga, der Body-Scan, die Sitz- und Gehmeditation, die Essmeditation und die Arbeit mit Gedichten. Wir bauen meist auch andere Praktiken ein, zum Beispiel Chanten oder

Hörmeditationen mit Klangschalen. Hier folgt ein Musterstundenplan:

9:00–9:15	Begrüßung, Einführung und Grundregeln
9:15–9:45	Yoga im Liegen
9:45–10:10	Body-Scan
10:10–10:20	Pause
10:20–10:50	Sitzmeditation über alternativlose Bewusstheit
10:50–11:20	Steh- oder Gehmeditation
11:20–11:50	Berg-, See- oder Baummeditation
11:50–12:00	Pause
12:00–12:45	Essmeditation
12:45–13:15	Gehmeditation
13:15–13:40	Geräuschmeditation: Liegen, Chanten, Klangschalen
13:40–13:50	Pause
13:50–14:20	Yoga im Stehen oder Partner-Yoga
14:20–14:45	Metta-Meditation im Sitzen
14:45–15:00	Reflexion mit Partnern, Abschlussmeditation, Schlusskreis

Auf diesem Plan stehen einige Elemente, die wir in diesem Buch noch nicht eingeführt haben, zum Beispiel die Essmeditation. Etwas Ähnliches haben Sie in Kapitel 3 mit der Rosine gemacht, aber nun haben Sie Gelegenheit, es mit dem ganzen Mittagessen zu tun. Das Prinzip ist dasselbe: langsam und bewusst jeden einzelnen Bissen essen. Noch bevor Sie hineinbeißen, betrachten Sie das Essen mit allen Sinnen: Sehen (achten Sie auf Farben, Formen, Lichtreflexe), Geruch, Klang und Struktur. Achten Sie auf die Geräusche, die bei jedem Bissen entstehen. Kauen Sie jeden Mundvoll gründlich und nehmen Sie die verschiedenen Geschmacksrichtungen wahr, die sich in Ihrem Mund ausbreiten. Warten Sie, bis Sie mit einem Mundvoll ganz fertig sind, bevor Sie den nächsten aufnehmen. Wir planen meist 45 Minuten für die Essmeditation ein, aber Sie können sich auch länger Zeit lassen, wenn Sie möchten.

Wir bauen auch die Bergmeditation, die Sie im vorhergehenden Kapitel kennengelernt haben, in den Tag der Stille ein; manchmal verwenden wir stattdessen auch die See- oder Baummeditation. Diesen Meditationen ist der Ansatz gemeinsam, mithilfe eines Bildes aus der Natur die Eigenschaften eines Naturobjektes in Ihnen zu verkörpern, während Sie Achtsamkeitsmeditationen üben.

Metta-Meditation

Eine andere Art der Meditation, die wir beim Tag der Stille einführen, ist die Metta-Meditation. Auch diese Übung soll Ihnen helfen, eine bestimmte Eigenschaft durch Meditationsübungen zu stärken. Die Praxis der Metta-Meditation dauert traditionell viele Monate oder Jahre, um sich ganz zu entfalten. Sie beginnen langsam, indem Sie Wünsche für Ihr eigenes Glück oder das der Ihnen am nächsten stehenden Personen entwickeln. Dann erweitert sich der Kreis nach und nach, auch auf Wünsche für das Wohlergehen weiter entfernter Freunde, Bekannter und Fremder, später auch für Ihre Feinde und letzten Endes für alle Lebewesen.

Sharon Salzberg von der Insight Meditation Society in Barre (Massachusetts), eine bedeutende Expertin und Lehrerin der Metta-Praxis in Nordamerika, hat mehrere hervorragende Bücher über das Thema geschrieben, unter anderem Metta-Meditation: «Buddhas revolutionärer Weg zum Glück» (2003) und «Ein Herz so weit wie die Welt» (2002), erschienen im Arbor-Verlag Freiamt beziehungsweise bei dtv München. Wir empfehlen Ihnen diese Bücher für genauere Hintergrundinformationen und Anleitungen zu diesen Übungen. Wir haben die folgende Anleitung aus einem Audiokurs von Sharon Salzberg und Joseph Goldstein entnommen (Insight Meditation: A Step-by-Step Course on How to Meditate, 2002).

Übung 9.1
So üben Sie die Metta-Meditation

Setzen Sie sich bequem hin und entspannen Sie sich nach Möglichkeit. Erzwingen Sie nichts, versuchen Sie nicht, etwas zu erreichen, versuchen Sie auch nicht, ungewöhnlich liebevolle Gefühle vorzutäuschen. Entspannen Sie sich einfach, machen Sie es sich gemütlich und setzen Sie sich bequem hin. Stellen Sie sich vor, auf einem weiten, offenen Feld zu stehen und die Samen der Absicht zu säen.

1. Beginnen Sie die Metta-Meditation, indem Sie sich öffnen und ein Gefühl von liebevoller Sorge, Freundschaft, Güte und Verbundenheit an sich selbst zu richten. Lassen Sie Ihren Geist ruhen im Bewusstsein Ihres Wunsches, glücklich zu sein, der rechtens, angemessen und schön ist. Genau wie alle anderen Wesen überall wollen Sie einfach nur glücklich sein. Denken Sie vielleicht an die vielen Arten, wie Sie unter Ihrer Krebserfahrung zu leiden hatten, und betrachten Sie Ihren ehrlichen Wunsch, aus dieser Erfahrung glücklich und heil hervorzugehen. Es gibt vier traditionelle Sätze in der Metta-Meditation: Möge ich frei von Gefahren sein, oder: Möge ich sicher leben; Möge ich glücklich sein; Möge ich gesund sein; Möge ich leicht leben. Das «leicht leben» bezieht sich auf alltägliche Aktivitäten, wie in der Familie oder am Arbeitsplatz, die ohne Probleme ablaufen sollen: Möge es keinen Kampf geben. Lassen Sie jeden Satz aus dem Herzen kommen und verbinden Sie sich mit ihm; verbinden Sie sich einfach mit ihm, ohne ein besonderes Gefühl erzwingen zu wollen oder etwas geschehen zu lassen. Möge ich frei von Gefahren sein. Möge ich glücklich sein. Möge ich gesund sein. Möge ich leicht leben. Sie können einen Rhythmus entwickeln, der Ihnen gefällt. Es hat keine Eile. Es darf Raum und Stille geben. Lassen Sie die Sätze noch einmal aus dem Herzen kommen: Möge ich frei von Gefahren sein, Möge

ich glücklich sein, Möge ich gesund sein, Möge ich leicht leben. Fahren Sie mit diesen Wünschen für Ihr eigenes Wohlbefinden noch einige Minuten in der Stille fort.

2. Als Nächstes wird Ihr Metta-Kreis um eine Person erweitert, die man auch den «Wohltäter» nennt: jemand, der gut zu Ihnen war, sich um Sie gekümmert hat, großzügig oder inspirierend war; jemand, der Sie an Ihr ganzes Potenzial als Mensch erinnert, liebevoll, mitfühlend und bewusst zu sein. Wenn es eine solche Person in Ihrem Leben gibt oder Ihnen jemand einfällt, können Sie ein Bild dieser Person herauslegen, vielleicht ihren Namen leise zu sich selbst sagen oder sich das Gesicht dieser Person vor Ihrem inneren Auge vorstellen. Denken Sie an das Gute, das die Person für Sie getan hat, oder an die guten Eigenschaften der Person und schicken Sie ihr Güte mit denselben Sätzen und Absichten: Mögest du frei von Gefahren sein. Mögest du glücklich sein. Mögest du gesund sein. Mögest du leicht leben.

3. Nachdem Sie sich einige Minuten auf den Wohltäter konzentriert haben, öffnen Sie Ihr Herz weiter, um einen Freund oder lieben Menschen einzuschließen. Wenn Sie an einen lieben Menschen denken, können Sie die Person visualisieren, ihren Namen sagen, die Person in irgendeiner Form in Ihr Herz holen und die Person in die Kraft dieser freundlichen Absicht, dieser Güte, einschliessen. Vielleicht können Sie für den lieben Menschen dasselbe wünschen wie für sich selbst: Mögest du frei von Gefahren sein. Mögest du glücklich sein. Mögest du gesund sein. Mögest du leicht leben.

4. Die nächste Person, die in den Kreis der Güte einbezogen wird, ist die «neutrale Person»: Jemand, den Sie weder besonders mögen noch überhaupt nicht ausstehen können, vielleicht jemand, den Sie im Lauf der alltäglichen Routine treffen. Wenn Ihnen

eine solche Person einfällt, denken Sie daran, dass diese Person, wie alle anderen Wesen überall, einfach nur glücklich sein will. Sie kennen die Person vielleicht nicht besonders gut und wissen nichts von ihrer besonderen Situation, aber das wissen Sie: Alle Wesen überall wollen einfach nur glücklich sein. Also wünschen Sie dieser Person das Glück, die Freiheit, die Liebe und Freude, die Sie für sich selbst und Ihre Lieben wünschen.

5. Vielleicht hören Sie an dieser Stelle auf, aber wenn Sie weitergehen möchten, folgt als Nächstes die «schwierige Person». In der Regel ist es besser, nicht die schwierigste Person in Ihrem Leben auszuwählen, sondern eher jemanden, der Sie nur ein wenig nervt oder verärgert. Nach und nach sagt Ihnen vielleicht Ihr Herz, dass Sie auch einer Person Gutes wünschen können, die daran beteiligt war, Ihnen viel Leid zuzufügen. Vergessen Sie nicht, dass Güte oder Freundschaft zu jemandem zu schicken nicht bedeutet, dass wir die verletzenden Handlungen dieser Person gutheißen oder dass wir Gefühle vortäuschen, die wir nicht haben. Es geht darum, zu erkennen, dass wir alle gemeinsam leiden, dass wir als lebende Wesen miteinander verbunden sind, gemeinsam in dieser Welt leben.

6. Wir wenden dann unser umsorgendes Gefühl, unsere Güte, allen Wesen überall zu: Mögen alle Wesen frei von Gefahren sein. Mögen alle Wesen glücklich sein. Mögen alle Wesen gesund sein. Mögen alle Wesen leicht leben.

Wenn Sie die Metta-Meditation beenden, überlegen Sie, ob Sie bewusst Mitgefühl für sich und andere Lebewesen mit in Ihren Alltag nehmen können. Vielleicht stellen Sie fest, dass das Gefühl der Verbundenheit, das durch die Metta-Meditation entsteht, einen qualitativen Unterschied in Ihrer Interaktion mit anderen mit sich bringt und ein Gegenmittel zu einer eventuell vorhandenen Neigung zu Eigensucht und Selbstzentriertheit darstellt.

Metta-Meditation zur Selbstheilung

Vielleicht ist Ihnen die Unterscheidung zwischen Heilen und Kurieren schon bekannt. «Kurieren» bezieht sich in der Regel darauf, den Körper von einer Krankheit zu befreien – in diesem Fall von allen Anzeichen der Krebserkrankung. «Heilen» dagegen ist ein ganzheitlicher Begriff, der das Wohlbefinden des ganzen Körpers, des Geistes und der Seele umfasst, die untrennbar verbunden sind. Möglicherweise wird Ihr Krebs kuriert, aber trotzdem sind Sie noch nicht geheilt, wenn Sie immer noch unter Depressionen und Sorgen leiden oder sich in Ihrem Leben verloren und abgehängt fühlen. Andererseits können Sie geheilt werden, obwohl Ihr Krebs streng genommen nicht «kuriert» ist. Sie können mit Krebs im Körper leben, mit aktiven Symptomen oder ohne, und dabei Frieden empfinden. Wir hoffen, dass Sie diese Art Heilung, dieses Gefühl der Ganzheit erreichen, ob Sie nun medizinisch kuriert werden oder nicht. Die Metta-Meditation kann zu Ihrem Heilungsprozess entscheidend beitragen.

Susan, eine Teilnehmerin an unserem Programm, fühlte sich nicht wohl damit und fand es sehr selbstsüchtig und unangemessen, herumzusitzen und sich selbst Glück zu wünschen. Sie betrachtete das als selbstverliebt und empfand sich als dieser Art Aufmerksamkeit unwürdig. Schließlich war sie ihrer Meinung nach selbst schuld an ihrer Krebserkrankung, und dafür musste sie nun bezahlen. Sie war sehr streng mit sich und stellte hohe Anforderungen. Obwohl sie ihre Leukämietherapie abgeschlossen hatte, war sie noch nicht geheilt oder auch nur auf dem Weg der Heilung, wie wir sie hier definiert haben. Als sie während des Tags der Stille zum ersten Mal die Metta-Meditation durchführte, fühlte sie sich unwohl und wurde wütend. Viele andere in der Gruppe fanden diese Übung sofort hilfreich und heilend, manche weinten sogar, aber für Susan traf das nicht zu.

In der nächsten Gruppensitzung äußerte sie ihre Vorbehalte gegen diese Übung und hörte andere von ihren Erfahrungen sprechen. Überrascht, dass so viele die Metta-Meditation als beruhigend, warm und aufbauend empfunden hatten, fragte sie: «Findet ihr das nicht sehr selbstbezogen?» Die anderen Teilnehmer antworteten im Gegenteil, diese Meditation helfe ihnen, sich mit anderen verbunden zu fühlen, als ob sie etwas zurückgäben, indem sie sich und anderen aufrichtig Wohlergehen und Glück wünschten. Sie konnten die Verbindung des gemeinsamen Menschseins und Leidens einfach als Teil des menschlichen Daseins wahrnehmen. Indem sie sich auf ihren eigenen Wunsch nach Glück und Gesundheit einließen, konnten sie akzeptieren, dass dieser Wunsch auch nicht selbstsüchtiger war als der aller anderen Wesen nach ihrem eigenen Glück.

Die Erkenntnis, dass wir alle unvollkommen sind und dass wir alle leiden, ermöglicht es, starre Erwartungen an das eigene Verhalten zu lockern, die Sie gegenüber anderen vielleicht gar nicht hegen. Susan konnte das Leid anderer sehen und mitfühlen, aber nicht ihr eigenes. Ein Element von Mitgefühl für sich selbst ist der Zugang zum Heilungsprozess. Die Metta-Meditation kann Ihnen helfen, dieses Potenzial zu entwickeln, einfach, indem Sie erkennen, dass Ihr eigenes Glück oder Leid sich nicht unterscheidet von dem Ihrer Freunde, Ihrer Lieben und selbst Ihrer Feinde. Wiederholtes Üben hilft Ihnen zunächst, Ihr eigenes Leid zu erkennen, und dann, sich zu erlauben, Wünsche für Heilung und Mitgefühl von sich selbst und von anderen anzunehmen.

Wie wird ein Tag in Stille durchgeführt?

Wir raten Ihnen, einen Tag zu wählen, der für Sie passt, nachdem Sie einige Wochen lang die grundlegenden Meditationen und Yoga geübt haben, und entweder allein zu üben oder Freunde einzuladen, die entweder an Meditationsübungen interessiert sind oder sie schon selbst praktizieren. Stellen Sie einen Plan für den Tag auf, so strukturiert oder unstrukturiert, wie Sie möchten, und suchen Sie eine geeignete Umgebung für Ihr Vorhaben. Ein ruhiger, warmer Raum mit reichlich Platz und Licht oder ein Platz im Freien wäre schön. Sorgen Sie dafür, dass Sie nicht gestört werden, und – natürlich – schalten Sie Telefon, Laptop und so weiter aus. Bereiten Sie Ihr Material rechtzeitig vor. Wenn Sie angeleitete Meditationen verwenden wollen, halten Sie die Aufnahmen oder DVDs bereit. Planen Sie außerdem Übungen im Stehen oder Gehen bzw. Dehnübungen ein, um das lange Sitzen zu unterbrechen. Bereiten Sie das Mittagessen rechtzeitig vor oder bauen Sie die Zubereitung als eigene Meditation ein. Sehr wichtig für diesen ganzen Tag ist, die Aufmerksamkeit immer wieder in den gegenwärtigen Augenblick zurückzulenken, wenn sie abschweift, sich bei jeder Übung wirklich darauf zu konzentrieren, achtsam zu bleiben.

Vielleicht möchten Sie eher spontan üben, ohne genauen Stundenplan, und einfach dasitzen, bis Sie genug davon haben, dann gehen und so weiter. Vielleicht möchten Sie inspirierende Musik hören, Räucherwerk abbrennen oder mit Aromatherapie arbeiten. Alle Möglichkeiten stehen Ihnen offen. Vielleicht lesen Sie ein paar Gedichte, wenn Ihnen das hilft, sich auf die Übungen einzulassen. Nach dem Tag der Stille kehren Sie allmählich in Ihren Alltag zurück und versuchen Sie, ob Sie manche Gefühle aus den Übungen mit in Ihre alltägliche Interaktion nehmen können.

10 Vertiefung und Erweiterung

Das Gästehaus
Dies Menschsein ist ein Gästehaus,
an jedem Morgen eine neue Ankunft.
Eine Freude, eine Melancholie, eine Niedertracht,
ein kurzes Gewahrsein
kommen als unerwarteter Besuch.
Heiß sie willkommen und nimm alle auf!
Und seien sie auch eine Horde von Sorgen,
die mit Gewalt das Haus durchfegen,
der Einrichtung berauben,
auch dann, geh redlich mit jedem Gast um.
Vielleicht räumt er dich frei
für eine neue Wonne.
Den dunklen Gedanken, die Scham, die Tücke,
begrüße sie an der Türe, lachend,
und bitte sie herein.
Sei dankbar für jeden, der kommt,
weil jeder geschickt ist
als Wegweiser vom Jenseits.

— Rumi

Wenn Sie in diesem Buch so weit gekommen sind und praktiziert haben, was Sie gelesen haben, werden Sie dabei vermutlich zeitweise Frieden, Stabilität und Gleichmut erlebt haben. Sie werden eine gewisse Fähigkeit entwickelt haben, sich zu konzentrieren und das Bewusstsein für körperliche Empfindungen, für den Atem, Sinneserfahrungen, Gedanken und Gefühle aufrechtzuerhalten. Wir haben Sie Schritt für Schritt durch diese Übungen geführt, und vielleicht erkennen Sie mit der Zeit, wie das Selbstgefühl aus diesen Erfahrungssträngen gewebt wird.

Als Nächstes stellen wir einen Ansatz vor, der sich am besten als reine Bewusstheit des Seins beschreiben lässt, manchmal auch «offene» oder «alternativlose Bewusstheit» genannt. In der Meditation der alternativlosen Bewusstheit sitzen Sie inmitten der Erfahrung und bleiben aufmerksam für alles ist, was sich ergibt, ohne Angst oder Präferenz. Sie suchen keine bestimmte Art der Erfahrung; Sie wenden sich auch nicht von dem ab, was sich zeigt. Sie analysieren nicht, urteilen nicht, werten nicht und setzen das, was erscheint, nicht in Beziehung zu sich selbst und Ihren Geschichten. Sie bleiben einfach präsent, offen und empfänglich, während das Sein sich in Ihrem Bewusstsein entwickelt. Anfangs ist der zugänglichste Weg zum Üben der alternativlosen Bewusstheit vermutlich eine Verlängerung der Sitzmeditation. Sie können sie aber überall üben, jederzeit und in jeder Körperhaltung.

Übung 10.1
Alternativlose Bewusstheit

Setzen Sie sich. Sitzen Sie bequem, offen, im Gleichgewicht und mit aufrechter Wirbelsäule. Atmen Sie natürlich. Wenden Sie sich Ihrem Körper mit Bewusstheit und Gastfreundschaft zu, die alles willkommen heißt, was sich zeigt.

- Angekommen, die Aufmerksamkeit stabil im Bewusstsein des Körpers – die Konzentration für eine Weile verlagern auf Bewusstheit des Atmens — ganz ähnlich bei den anderen Sinneskanälen anmelden – die Bewusstheit der entstehenden Gegenwart probieren oder registrieren, über jeden Wahrnehmungsweg – die Welt der Erfahrung manifestiert sich in Schwingungen verschiedener Frequenz – und die Tore der Sinne – Bewusstheit des Sehens, des Klangs, des Geruchs, des Geschmacks, der Emotion und der Ge-

danken – jedes steht für eine Zeit im Mittelpunkt – so viel wie möglich dessen bewusst sein, was als reine Empfindung erscheint, ohne Namen zu geben, zu identifizieren, zu interpretieren –, aber die Tendenz zu erkennen zu analysieren und sie loszulassen, sobald sie erscheint.
An manchen Stellen eine bestimmte Absicht loslassen und eine gleichmäßigere, offenere, empfänglichere Haltung einnehmen gegenüber dem, was sich ergibt – Chancengleichheit in der Wahrnehmung – kein Richtig und Falsch an der Wahrnehmung feststellen – bemerken, was weit vorn im Bewusstsein erscheint, ohne dem Bedürfnis nachzugeben, darüber nachzudenken, zu handeln oder zu urteilen – so sicher, wie die Nacht dem Tag folgt, kommen andere Aspekte der Erfahrung nach vorn, ersetzen, was gerade noch dort war – so darf sich alles in der Weite des Bewusstseins abspielen – von Zeit zu Zeit vielleicht eine Anhänglichkeit an einen Aspekt der Erfahrung entdecken, den Verlust von Achtsamkeit wahrnehmen – das ist in Ordnung – zurücktreten, neu beginnen im Hier und Jetzt – Achtsamkeit wiedererlangen – das kann wiederholt vorkommen – wenn es zu oft geschieht, vielleicht die Konzentration wiederherstellen, eine Weile in voller Bewusstheit des Atmens verharren und später zur alternativlosen Bewusstheit zurückkehren.

Alternative Bewusstheit als Weg der Einsicht

Die Augenblicke, in denen Sie, wie in der Anleitung zur Meditation der Alternativlosen Bewusstheit beschrieben, den gefängnisartigen Standpunkt selbstreferenzieller Gedanken und Erfahrungen verlassen können – diese Augenblicke enthüllen Wahrheiten über Ihr Leben, die verdeckt bleiben, solange Sie gefangen sind in der Konditionierung durch Gewohnheiten, Sorgen und Probleme.

Die Augenblicke, in denen sie das «So-sein» der Dinge, wie sie sind, erkennen, also ihr reines, blankes Wesen, unverfälscht von Begriffen – ermöglichen es Ihnen, die grundlegende Schönheit Ihres Daseins zu berühren. Sie erkennen auch, dass die Welt der Phänomene sich ständig verändert, zerbrechlich und ihrem Wesen nach unbeständig ist. Diese Erkenntnis erschreckt Sie vielleicht, weil die Wahrnehmung Ihrer selbst als solide und dauerhaft bedroht ist. Dieselbe Erkenntnis kann Sie aber auch befreien, wenn Sie üben, die Fesseln loszulassen, die Sie an die Illusion Ihrer separaten Existenz binden. Stattdessen bringt Ihnen das Fahrzeug Alternativlose Bewusstheit Einblicke in die Ganzheit.

Alternativlose Bewusstheit und Krebs

Natürlich können für jemanden, der mit einer Krebsdiagnose leben muss, Gedanken und Befürchtungen über die Zukunft fast ständige Gefährten sein, Aspekte der Konditionierung, die den Alltag fast wie in Trance unter Kontrolle halten. Dies gilt besonders, wenn problematische Symptome immer wieder an die Krankheit erinnern.

Julia, eine unserer Patientinnen mit metastasierendem Brustkrebs, sprach mit uns über den Ratschlag, den andere (meist Menschen ohne Krebs) ihr öfter gaben, nämlich «für heute» zu leben; es fiel ihr sehr schwer, auch nur darüber nachzudenken. Obwohl es ihr im Kopf sehr sinnvoll erschien, fiel es ihr nicht leicht, den Gedanken zu entkommen, die sie wegen der Zukunft plagten. Diese drehten sich oft um Ängste, ihre kleinen Kinder ohne Mutter zurückzulassen, die für sie sorgte und ihr Aufwachsen bis zum Erwachsensein begleitete.

Für Julia erwiesen sich Achtsamkeitsübungen, insbesondere die Alternativlose Bewusstheit, als Wendepunkt. In der Meditation der alternativlosen Bewusstheit konnte Julia erstmals präsent bei ihren Ängsten bleiben und sich mit ihnen auf andere Weise als bisher auseinandersetzen. Anfangs hatte sie mit diesen Gedanken regelrecht gekämpft, versucht, sie aus ihrem Bewusstsein zu schieben oder gar nicht daran zu denken. Paradoxerweise wirkten sich diese Versuche so aus, dass Julias Ängste ihr Bewusstsein noch fester im Griff hatten. Sie hatte sich ganz auf den Widerstand gegen die Ängste ausgerichtet und teilweise aus diesem Grund blieben sie erhalten und standen immer im Mittelpunkt.

In ihren Achtsamkeitsübungen arbeitete Julia bewusst mit der Möglichkeit, einfach bei diesen Gedanken präsent zu bleiben, wie sie erschienen, ohne sich mit ihnen zu beschäftigen. Sie leistete keinen Widerstand, sie wich nicht aus, sie entwickelte Gleichmut, unterstützt durch die bewusste Wahrnehmung ihres stetig fließenden Atems. Ohne ihren Widerstand hatten andere Erfahrungen Platz, um hervorzutreten. Julia konnte ihre angstauslösenden Gedanken ebenso erleben wie Augenblicke der Ruhe. Die beunruhigende Unsicherheit der Krebserkrankung war manchmal offensichtlich, es gab aber auch das Gefühl, in den Empfindungen des eigenen Körpers verwurzelt zu sein, der von Augenblick zu Augenblick ruhig dasass. Ihr wurde deutlich bewusst, wie kostbar die Menschen und Dinge sind, die sie auf dieser Welt liebt, und sie erkannte, dass diese gerade jetzt und in ihrem Alltag um sie waren!

All das und noch mehr wurde ihr im Laufe der Zeit klar und die Achtsamkeitsübungen halfen ihr, einen Blick für die Fülle ihres Lebens zu entwickeln, ohne den Krebs alles beherrschen zu lassen. Julia hatte das Gefühl, dass eine direkte Konfrontation mit ihrer schwierigen Situation der Schlüssel dazu war, öfter den Rat zu befolgen, den andere ihr so leicht gegeben hatten: jeden Tag voll und ganz zu leben. Obwohl sie zu dem Schluss gekommen war: «Viel leichter gesagt als getan», konnte sie durch den festen Entschluss, sich dem ganzen Spektrum ihrer Erfahrungen zu öffnen, einen Weg finden, der sich für sie richtig anfühlt.

11 In die Welt hinaus

Meere

Ich spüre, dass mein Schiff
dort in der Tiefe
auf etwas Großes gestoßen ist.
Und nichts

Geschieht! Nichts Stille ... Wellen
Nichts geschieht? Oder ist alles geschehen,

und wir sind schon mit dem Neuen vertraut?

— Juan Ramón Jiménez

Ob Sie anfangs Zweifel oder Widerstreben fühlten oder aber echte Begeisterung – wir hoffen, dass Sie sich diesem Buch mit Neugier und guten Absichten genähert und Ihre Reise zur Achtsamkeit schon begonnen haben. In diesem Fall haben Sie dabei vermutlich viel über Achtsamkeit und sich selbst erfahren. Vielleicht haben Sie an einem Kurs teilgenommen, an einem Workshop oder einem Retreat, um konzentriert zu üben, und haben jetzt das Gefühl, dass Achtsamkeit Ihr Leben wirklich verändert. Wie geht es jetzt weiter? Viele Menschen, die gelegentlich meditieren, können bestätigen, dass ohne einen Plan Ihre sich entwickelnde Praxis schon bald im Keim ersticken kann.

Sie sind nicht allein

Wenn Sie ganz allein in der großen, weiten Welt Achtsamkeit praktizieren, kann es sehr schwierig werden, diese Praxis in all dem Chaos und den entgegengesetzten Einflüssen des modernen Lebens durchzuhalten. Viele konkurrierende Interessen werden Ihre Aufmerksamkeit verlangen und übermäßige Pflichten und Verantwortlichkeiten können Ihre guten Absichten bald untergraben.

Vielleicht hilft es Ihnen beim Durchhalten, wenn sie eine Gemeinschaft der Achtsamkeit finden oder schaffen. Es ist ermutigend zu erkennen, dass auf der ganzen Welt Millionen von Menschen meditieren. Stellen Sie sich vor, dass genau in diesem Augenblick irgendwo auf der Welt vielleicht Hunderte von Menschen die Metta-Meditation praktizieren und Wünsche für Ihr Wohlergehen auf den Weg schicken. Es ist schön zu erkennen, dass, während Sie achtsam dasitzen oder die Metta-Meditation üben, viele andere dasselbe tun.

In fast jeder Gemeinschaft gibt es Menschen wie Sie, die ethisch und achtsam leben wollen. Wenn Sie Glück haben, finden Sie eine Gruppe, die sich regelmäßig zum Lernen und Üben trifft. Vielleicht gibt es ein Meditationszentrum oder Yogastudio in Ihrer Nähe, wo Sie andere Übende treffen und Gelegenheiten zum Meditieren finden. Wir wissen von kleinen Gruppen von Freunden, die sich informell treffen, um zu üben und sich vielleicht hinterher bei einer Tasse Tee unterhalten. Bei der Organisation eines größeren Retreats holte eine Teilnehmerin unseres achtwöchigen Kurses einen bekannten Lehrer in ihre Stadt und lernte viele neue Menschen kennen.

In vielen größeren Ballungszentren gibt es buddhistische Gemeinden, die oft Möglichkeiten für Neueinsteiger anbieten, um Meditation, Dharma oder buddhistische Lehren zu studieren. Sie müssen Ihren eigenen Glauben nicht aufgeben, das wird nicht von Ihnen erwartet. Es gibt viele Meditationstraditionen und -techniken und es ist Ihre Entscheidung, einen Übungszusammenhang zu finden, der zu Ihnen passt. Vielleicht müssen Sie mehrere ausprobieren, bis Sie das Richtige gefunden haben.

Achten Sie auf Möglichkeiten, Achtsamkeit vor Ihre Haustür und auf Ihren Internetbrowser zu bringen. Viele gute Veröffentlichungen und Websites beschäftigen sich mit den Weisheitstraditionen, die Ihren Horizont erweitern und als stetige Erinnerung an das Üben dienen können; einige von ihnen haben wir im Anhang aufgeführt, um Ihnen den Einstieg zu erleichtern.

Das wöchentliche Gruppentreffen

Um Ihnen ein Beispiel dafür zu geben, wie bereichernd und unterstützend eine Gemeinschaft für Achtsamkeitsübungen sein kann, berichten wir Ihnen von einer ganz besonderen Gemeinschaft, zu der wir gehören. In unserem Krebsbehandlungszentrum trifft sich jeden Donnerstagnachmittag seit 1999 eine wunderbare Sammlung «glücklicher Freunde» zum Üben, Teilen und gegenseitigen Unterstützen. Diese Männer und Frauen haben zwei Dinge gemeinsam: Bei allen wurde Krebs festgestellt und sie haben irgendwann unser achtwöchiges MBCR-Programm durchlaufen.

Der Ablauf ist jede Woche derselbe. Nach einer anfänglichen Meditation geben wir die Meditationsglocke im Kreis herum und, unterbrochen vom Klingen der Glocke, sind alle Anwesenden eingeladen, etwas über ihr Leben, ihre Krankheit und das Üben mitzuteilen; wie sie diese Gelegenheit nutzen wollen, ist ihnen überlassen. Was sie mit uns teilen, sind alltägliche Dinge, große und kleine, oft mit Bemerkungen zu der Rolle, die ihre Übungen bei der Wahrnehmung ihrer Erfahrungen gespielt haben. Manchmal werden hier tief greifende Einsichten mitgeteilt, bei anderen eher Humorvolles, aber im Grunde ist es eine Methode, sich auf einer grundlegenden, menschlichen Ebene näherzukommen und einander zu unterstützen.

Wir gehen dann miteinander einige Yoga-Asanas durch und enden mit einer weiteren Meditationsübung. Die Art der Übung variiert. Oft sitzen wir nur in stiller Meditation zusammen, aber an einem schönen Frühlingstag sind wir vielleicht auch draußen, gehen am nahe gelegenen Fluss entlang, genießen die frische Luft, hören dem fließenden Wasser zu, spüren die Erde unter unseren Füßen, den Wind auf unserem Gesicht und die Wärme der Sonne auf unserer Haut. Wir laden die Teilnehmer ein, Fragen über andere kontemplative Praktiken mit in die Gruppe zu bringen, die sie erlebt oder an denen sie teilgenommen haben, und wir sind offen für neue Meditationsübungen, die sie gern kennenlernen würden. Wir hatten schon Gastreferenten, die der Gruppe Qigong, eine chinesische Form der Meditation und Atemarbeit, und Tai Chi, eine Bewegungsmeditation, beigebracht haben, die inzwischen viele kennen.

Die Gruppe unterstützt sich auch gegenseitig in schwierigen Zeiten. Als eine Frau krank wurde, weil ihr Krebs sich weiterentwickelte, und nicht länger an der Gruppe teilnehmen konnte, machten wir eine Aufnahme mit allen Mitgliedern der Gruppe, die jeweils einen Abschnitt einer angeleiteten Heilmeditation lasen. Wir haben zusammen am Skript gearbeitet, und die Teilnehmer haben das Material ausgewählt, das aufgenommen werden sollte, ebenso, welches Stück sie lesen wollten. Ein guter Freund brachte die fertige CD zu der Frau nach Hause. Sie ließ uns wissen, dass die Aufnahme sie getröstet und beruhigt hat, als sie nicht mehr selbst in die Gruppe kommen konnte. Sie hörte sich die Aufnahme regelmäßig an, bis sie schließlich an ihrem metastasierenden Krebs starb. Viele Gruppenmitglieder gingen zu ihrer Beerdigung.

Als wir die Gruppe im Lauf der Jahre wachsen sahen, wollten wir sie genauer erforschen, denn wir konnten dort ein Phänomen beobachten, das in den achtwöchigen Kursen nicht erkennbar war, die wir bis dahin untersucht hatten. Zu diesem Zweck führten wir eine einfache Interviewstudie mit sieben langjährigen Mitgliedern durch (Mackenzie et al., 2007) und fragten, warum sie jede Woche wieder kamen, um gemeinsam zu meditieren. Wir erfuhren tief greifende Dinge. Ihre Berichte halfen uns, einen Entwicklungsprozess zu erkennen, der sich bei ihnen im Lauf der Jahre abgespielt hatte. Anfangs hatte ihnen das Übungstreffen geholfen, ihre Ansichten darüber, wie sie mit schwierigen Lebenssituationen umgehen sollten, radikal zu verändern. Sie lernten, die Illusion der Kontrolle loszulassen und achtsam in jedem Augenblick zu sein. Das half ihnen, besser mit den Anforderungen der Krebstherapie fertig zu werden, mit der die meisten gerade zu tun hatten, als sie zum ersten Mal an dem Programm teilnahmen. Sie erkannten hinterher, dass der achtwöchige Kurs nur die Spitze des Eisbergs war. Sie sagten uns, dass die tief greifendsten Veränderungen für sie nach dieser Zeit eingetreten waren, während sie Woche für Woche, Jahr für Jahr weiterübten.

Die Lektionen, die sie früh während der Übungen lernten, bestanden darin, emotionale Reaktionen selbst zu regulieren und auf stressige Lebenssituationen achtsam zu antworten, anstatt automatisch zu reagieren. Danach halfen ihnen die Übungen nicht nur weiterhin auf diesem Gebiet, sondern ermöglichten ihnen auch, als Individuen zu wachsen und sich zu verändern. Gefühle der Dankbarkeit rückten dabei in den Vordergrund und halfen den Teilnehmern, mit der Zeit für andere Mitgefühl zu entwickeln. Sie beschrieben, dass sie sich in ihrem Leben mehr mit anderen verbunden fühlten, dass sie jederzeit den Wert der Langsamkeit erkannten, dass sie Freude an Kontakt mit der Natur hatten.

Ein interessanter Aspekt kam zum Vorschein: Die Meditationsübungen trugen dazu bei, das Gefühl der Teilnehmer für Spiritualität zu stärken. Damit meinten sie nicht Religiosität, die allgemein als Beteiligung an einer bestimmten religiösen Tradition und ihren Ritualen verstanden wird. Spiritualität soll eher ein Gefühl der Verbundenheit bezeichnen mit etwas, das größer ist als wir selbst und oft Fragen mit einbezieht wie die nach Sinn und Zweck des Lebens. Trotz der ausdrücklichen Abwesenheit von Diskussionen über Spiritualität und Religion in den MBCR-Gruppen ergab sich dieses Element spontan im Lauf der Zeit bei den meisten Menschen, mit denen wir sprachen.

Ein anderer äußerst wichtiger Aspekt der Teilnahme an der Gruppe war für diese Menschen die Unterstützung der Gruppe selbst, nicht nur bei den Meditationsübungen, sondern auch der Zusammenhalt mit anderen Krebsüberlebenden, die ähnliche Erfahrungen hinter sich hatten. Obwohl der Weg mit dem Krebs in der wöchentlichen Gruppe nicht regelmäßig besprochen wurde, half allein das Bewusstsein dieser gemeinsamen Widrigkeit, die Gruppe über die ganze Zeit zusammenzuhalten. Einer der Teilnehmer fasst das Gefühl zusammen:

> *«Das wirklich Besondere an der Gruppe ist – man hört, mit was andere Leute fertigwerden müssen. Man kann jemandem zuhören, der von seinem Leiden erzählt, und man kann das verarbeiten. Man muss nicht davor weglaufen. Darin war ich immer ziemlich gut, bevor ich das alles durchgemacht habe … Ich bin wirklich froh, dass ich Gelegenheit habe, das alles zu erfahren … Davor will man nicht weglaufen.» (Mackenzie et al., 2007, 64).*

TEIL III
Symptommanagement und Achtsamkeit im Alltag

12 Achtsamer Umgang mit Krebssymptomen und Nebenwirkungen

Ich sagte zu der Mangel leidenden Kreatur in mir:
Welchen Fluss willst du da überqueren?
Es sind keine Reisenden auf der Straße am Fluss, es gibt keine Straße.
Siehst du jemanden an diesem Ufer gehen oder ruhen?
Es gibt gar keinen Fluss, keinen Kahn, keinen Fährmann.
Es gibt kein Treideltau und keinen, der es zieht.
Es gibt keinen Boden, keinen Himmel, keine Zeit am Ufer, keine Furt!
Und es gibt keinen Körper und keinen Geist!
Glaubst du, es gibt einen Ort, der den Durst der Seele stillt?
In dieser großen Abwesenheit findest du nichts.
Dann sei stark und kehre in deinen eigenen Körper ein;
Dort hast du einen festen Grund für deine Füße.
Denke gründlich darüber nach!
Wandere nicht ab woanders hin!
Wirf alle Gedanken an erfundene Dinge beiseite
und stehe fest auf dem, was du bist.

— Kabir

Der Umgang mit Krebs umfasst mehr als Sorge und Stress über die Krankheit selbst, die Therapie und die Prognose für die Zukunft. Die realen physischen Symptome der Krankheit und die Nebenwirkungen der Therapie verursachen ebenfalls Aufregung und Leid. Diese Störungen reichen von dem bei vielen Patienten offensichtlichsten Anzeichen von Krebs – Haarausfall – bis zu inneren Veränderungen, wie einem anderen Selbstbild und Energieproblemen, darunter tiefe Erschöpfung und Schlafschwierigkeiten, die in einem Teufelskreis von schlaflosen Nächten, müden Tagen, Mittagsschläfchen und weiteren schlaflosen Nächten enden können.

Krebspatienten haben oft mit vielen Arten von Schmerz zu tun, angefangen von schmerzhaften Behandlungen wie Biopsien, Blutabnahmen, Chemotherapie oder Bestrahlung bis zu Schmerzen nach einer Operation und anhaltenden Schmerzen durch die Krankheit selbst. Die Übungen, die Sie in diesem Buch gelernt haben, beschäftigen sich alle genau mit diesen Problemen. Im Allgemeinen helfen sie, Stress zu reduzieren und steigern Ihre Lebensqualität insgesamt. Wenn Sie unter Stress leiden, kann das zu Erregungs- und Entzündungsreaktionen führen, die viele Nebenwirkungen verstärken können. Andererseits gibt es handfeste Beweise dafür, dass Entspannung allein schon die Intensität dieser Nebenwirkungen verringert (Sloman, 1995).

Haarausfall und Veränderungen in Selbstbild und Identität

Eine der schwierigsten Nebenwirkungen bei vielen Chemotherapieformen ist der Haarausfall. Viele Menschen betrachten ihn als das offizielle Abzeichen der Krebspatienten. Bei Haarausfall lässt sich die Krankheit kaum noch vor anderen verbergen oder abstreiten, dass sie wirklich da ist – auch gegenüber sich selbst, wenn Sie die Person mit Krebs sind. Die meisten Menschen mögen ihr Haar sehr. Es ist ein Element, das sie als sie selbst erkennbar macht. Man kann sich mit einem Wort als rothaarig oder blond beschreiben, mit einer typischen Haarlänge, gelockt oder glatt, und das kann ein zentraler Bestandteil unserer Identität sein. Vielleicht wird Ihnen erst klar, wie wichtig Ihr Haar für Sie ist, wenn es büschelweise ausfällt, wenn Sie ständig den Abfluss der Dusche freiräumen müssen oder Sie sich selbst im Spiegel nicht mehr erkennen. Wer ist dieser Mensch mit der komischen Glatze, der Sie da anschaut? Als unbestreitbares Symbol des Verlustes kann Haarausfall ein tiefes Trauergefühl auslösen. Vielleicht gehen Freunde und Bekannte an Ihnen vorbei, weil sie Sie gar nicht erkennen, und Sie beginnen sich zu fragen: «Wer bin ich überhaupt?»

Frauen werden mitunter für Männer gehalten, wenn dieses äußere Merkmal der Weiblichkeit verschwindet, und es kann vorkommen, dass Ihre Kinder im Schulalter sich nicht gern mit Ihnen in der Öffentlichkeit zeigen, wenn Sie keine Perücke tragen, oder die Kinder laden keine Freunde mehr nach Hause ein. «Bin ich jetzt der Standardkrebspatient, und das ist alles, was man in mir sieht?» Diese grundlegende Veränderung des Aussehens kann dazu führen, dass Sie auch andere Aspekte Ihrer Identität infrage stellen. «Bin ich noch die Mutter, der Vater, die Schreinerin, der Anwalt oder die Sekretärin, die ich bisher war? Was macht mich eigentlich aus und wie bekomme ich es zurück?» Die folgende Meditation ist eine Methode, mit der Sie die grundlegenden Fragen nach Ihrer Identität untersuchen können, welche die krebsbedingten Herausforderungen an das Selbstbild an die Oberfläche bringen.

Übung 12.1
Wer sind Sie?

Setzen Sie sich bequem hin, aufrecht und im Gleichgewicht und atmen Sie entspannt. Nehmen Sie sich einen Augenblick Zeit, um sich auf Ihren Atem einzustimmen, wie er in Ihren Körper hinein- und wieder herausströmt. Spüren Sie seinen Rhythmus. Spüren Sie Ihren Körper als Ganzes, der mit jedem Atemzug ein und aus pulsiert. Nach einigen Augenblicken, wenn Sie sich im Atemrhythmus wohlfühlen, stellen Sie sich selbst im Stillen einige Fragen. Beginnen Sie vielleicht mit den am weitesten außen liegenden Aspekten Ihrer selbst, zum Beispiel Ihrem Besitz: Bin ich das, was ich besitze? Werde ich durch mein Auto definiert, durch mein Haus, meine Kleidung, meine Schuhe? Machen mich diese Dinge zu mir selbst?

Vielleicht haben Sie noch keine fertige Antwort darauf; wichtig ist, dass Sie sich diese Fragen stellen und sich Zeit lassen, mit jeder Frage zu sitzen und zu atmen. Fragen Sie sich dann: Wenn ich nicht diese Dinge bin, was bin ich dann? Auch hier gibt es keine fertige Antwort. Bleiben Sie einfach sitzen und atmen Sie mit der Frage.

Gehen Sie dann weiter zu anderen Aspekten Ihrer selbst, die enger mit Ihnen zusammenhängen: Bin ich das, was ich tue? Werde ich durch die Rollen definiert, die ich im Leben spiele? Bin ich die Mutter, die Tochter, der Sohn, der Bruder, die Schwester, mein Beruf, der Krebspatient, die Überlebende? Wenn Sie diese Rollen nicht spielen müssten, wer oder was wären Sie dann?

Werde ich durch meine Eigenschaften definiert, durch meine Persönlichkeit, durch das, was ich mag oder nicht mag? Definiere ich mich über meine Talente? Bin ich Sängerin, Tänzer, Leserin oder Autor? Ein fröhlicher Mensch, zynisch, ein Hundefreund? Machen mich diese Dinge zu mir selbst? Was, wenn auch diese Dinge alle nicht mehr da wären? Wer wäre ich dann?

Bin ich dieser physische Körper? Ist der Körper, der hier sitzt, derselbe, mit dem ich geboren wurde? Was gibt mir das Gefühl, dass es so ist, wenn doch nichts mehr dasselbe ist wie damals, als ich geboren wurde? Was wäre, wenn sich mein Körper drastisch verändert? Wenn ich nicht mehr sehen könnte, mein Haar ausfiele, wenn ich nicht mehr gehen oder laufen könnte – wäre ich dann noch ich?

Bin ich mein Geist, meine Gedanken? Diese endlosen Gedanken, die ständig in meinem Bewusstsein kommen und gehen – definieren sie, wer ich bin?

Was, wenn all das verschwinden würde? Wer wäre ich dann? Wäre ich dann noch ich?

Bleiben Sie ruhig sitzen und atmen Sie weiter; bedenken Sie die Möglichkeit, dass Sie nichts von all dem sind. Ist es möglich, dass Sie viel größer wären, dass Ihr Wesen etwas ganz anderes sein könnte, als jede Verbindung zu dem Körper, in dem Sie jetzt leben, als die Gedanken in Ihnen, als das, was Sie mögen oder nicht, als Ihr Begabungen oder Ihre Rollen im Leben? Wie könnte sich das anfühlen?

Lässt sich Ihre Identität wirklich feststellen ohne einen Hinweis darauf, wer Sie waren, bevor Sie geboren wurden, und wer Sie sein werden, nachdem Sie gestorben sind? Lässt sich Ihre Identität wirklich in Isolation feststellen, getrennt von Ihren Freunden, Ihrer Familie, der Gesellschaft, der Umwelt?
Könnte es sein, dass das Wesentliche an Ihnen über Ihre Vorstellungen und Überzeugungen von Ihnen hinausgeht, dass es Ihre Verbindung umfasst zu einem größeren Netz des Seins und Werdens, zu einem Netz, das Sie mit allen Wesen verbindet, die in der Weite der Zeit koexistieren, zum Netz des Lebens?
Das erscheint Ihnen vielleicht unverständlich, aber das ist in Ordnung. Bleiben Sie einfach noch einige Minuten sitzen mit der Möglichkeit, dass Ihr Wesen über materielle Dinge oder persönliche Eigenschaften, die Sie besitzen, hinausgeht, über Dinge, die sich täglich, jährlich ändern können; mit der Möglichkeit, dass Sie, Ihr Bewusstsein, Teil einer umfassenderen, dauerhafteren Form der Bewusstheit sind.

Vielleicht hat Ihnen die vorhergehende Übung geholfen zu erkennen, dass die traditionellen Elemente, die Ihnen wichtig erscheinen mögen, um Ihren Platz in der Welt zu definieren, oft vergänglich sind. Ihr Dasein hat eine stabilere, dauerhaftere Dimension. Wenn Sie sich durch Ihre Meditationsübungen auf diese Möglichkeit einlassen, kann das den Schmerz lindern, der durch krebsbedingte Veränderungen an Selbstbild und Identität entsteht.

Schlaf und Erschöpfung

Eine weitere beschwerliche Nebenwirkung bei vielen Menschen, die mit Krebs leben – Patienten wie auch Angehörige – sind Schlafschwierigkeiten und ständige Müdigkeit. Bei Krebspatienten ist Erschöpfung oft eine Folge der Krankheit und ihrer Behandlung. Sie können aus vielen Gründen Schlafschwierigkeiten haben: Angst und Sorge durch den ganzen Prozess, Störung Ihres üblichen Tagesplans, Schlafen an verschiedenen Orten, physiologische Erregung durch anregende Medikamente, die Sie vielleicht nehmen müssen, die Wirkung von Chemotherapiemedikamenten, Änderungen an Ihrem Sportprogramm oder Ihrer körperlichen Aktivität, veränderte Essgewohnheiten … die Liste ließe sich noch fortsetzen. In der Tat zeigen Untersuchungen, dass bis zu 80 Prozent der Krebspatienten während der Behandlung Schlafschwierigkeiten haben. Bei bis zu 50 Prozent bestehen diese Probleme noch, wenn die Behandlung schon lange abgeschlossen ist (Savard und Morin, 2001).

Wir haben eine Studie veröffentlicht, für die wir etwa 60 Teilnehmer am MBCR-Programm nach ihren Schlafgewohnheiten vor und nach dem Programm befragten (Carlson und Garland 2005). Der von uns verwendete Fragebogen ging bei den verschiedenen Aspekten des Schlafens sehr ins Detail, zum Beispiel, wie schnell die Teilnehmer nach dem Zubettgehen einschlafen konnten, wie lange sie schliefen, wie oft sie während der Nacht wach wurden, wie sie sich am Morgen danach fühlten, ob sie Schlafmittel einnahmen und so weiter. Das Ergebnis war erstaunlich: Im Durchschnitt berichteten die Teilnehmer, dass sie nach dem Programm pro Nacht eine Stunde länger schliefen und dass sie das subjektive Gefühl hatten, viel besser zu schlafen. Sie meldeten ausserdem weniger Stresssymptome und fühlten sich weniger erschöpft. Wir betrachteten auch die Zusammenhänge zwischen verbessertem Schlaf und Veränderungen der Stimmung, des Stress- und Erschöpfungsniveaus. Es überrascht nicht, dass Menschen, deren Stressniveau sank, auch besser schliefen und mehr Energie hatten.

Hier ist eine praktische Schlafübung, die Sie immer anwenden können, wenn Sie im Bett liegen und schlecht einschlafen können. Sie enthält einige Prinzipien und Techniken, die Sie in Kapitel 6 über die Atmung kennengelernt haben: Gehen Sie zuerst zu einer tiefen Bauchatmung über und kontrollieren Sie dann die Atemfrequenz, sodass Sie doppelt so lang ausatmen wie Sie einatmen; man nennt das auch «Zwei-zu-eins-Atmung». Wenn Sie zum Beispiel auf vier einatmen, steuern Sie Ihre Ausatmung so, dass Sie langsam auf acht ausatmen. Dazu müssen Sie immer etwas weniger Luft ausatmen, als ob Sie durch einen Strohhalm pusten würden. Wenn sie die Zwei-zu-eins-Atmung richtig beherrschen, fügen Sie noch ein Element hinzu, das auf der Theorie der Wechselatmung beruht.

Legen Sie sich neutral auf dem Rücken, wechseln Sie dann aber auf die linke Seite; dadurch wird Ihr rechtes Nasenloch geöffnet (und der aktivere Teil Ihres Gehirns). Zum Schluss drehen Sie sich so, dass Sie auf der rechten Seite liegen; dadurch wird Ihr linkes Nasenloch geöffnet und Sie gelangen in einen entspannten, empfänglichen Geisteszustand, der ideal zum Einschlafen ist. Diese Übung ist praktisch, weil sie nicht nur die Physiologie anspricht, die Sie zum Schlafen brauchen, sondern auch Ihren rasenden Verstand durch Zählen ablenkt. Dadurch konzentrieren Sie sich auf den gegenwärtigen Augenblick und haben keine Gelegenheit, sich zu sorgen, zu grübeln oder zu planen. Gemeinsam schaffen diese Bedingungen die ideale Voraussetzung für eine ruhige Nacht.

Übung 12.2
Schlafübung

1. Gehen Sie ins Bett und achten Sie auf Ihren Atem:

a. Lassen Sie die Atmung glatt und tief und werden.
b. Streichen Sie die Pause zwischen Einatmung und Ausatmung.
c. Gehen Sie zu einem Zwei-zu-eins-Atemmuster über (atmen Sie doppelt so lang aus wie ein).

2. Halten Sie diese Reihenfolge für mehrere Atemzüge und Positionen ein:

a. Atmen Sie achtmal, während Sie auf dem Rücken liegen.
b. Atmen Sie 16-mal, während Sie auf der linken Seite liegen.
c. Atmen Sie 32-mal, während Sie auf der rechten Seite liegen.

3. **Wiederholen Sie die ganze Abfolge, wenn Sie noch wach sind.**

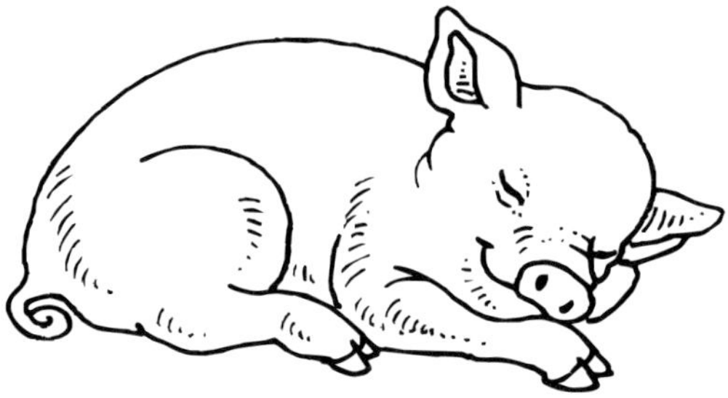

Abbildung 12.1

Guter Schlaf ist auch der erste Schritt, um eventuelle Erschöpfung zu verringern. Eine weitere gute Therapie bei Erschöpfung ist Bewegung; die Yoga-Stellungen, die wir in Kapitel 5 beschrieben haben, helfen, Erschöpfung zu reduzieren, wenn Sie sie täglich üben. Wir empfehlen Ihnen auch frische Luft und regelmäßige Spaziergänge, sobald Sie sich dazu in der Lage fühlen. Wir raten Menschen, die Krebs überstanden haben, zu 30 Minuten leichter bis mäßiger Bewegung pro Tag, um Erschöpfung zu reduzieren und die Lebensqualität zu verbessern.

Schmerzen

Krebspatienten erleben oft Schmerzen in den verschiedensten Situationen und diese können jederzeit auftreten. Eine Möglichkeit, mit Schmerzen zu arbeiten, besteht darin, durch ausgewogene Abdominalatmung zu Entspannung zu gelangen. Wie oben erwähnt, kann negativer Stress Erregungs- und Entzündungsreaktionen verursachen, die Schmerzen verstärken. Tiefe Entspannung allein kann schon die wahrgenommene Intensität der Schmerzen verringern (Sloman, 1995).

Wenn Sie es sich möglichst bequem gemacht haben, lenken Sie Ihr Bewusstsein auf die schmerzenden Stellen im Körper, so wie Sie es beim Body-Scan tun würden. Das entspricht vielleicht nicht Ihrer Intuition und Ihre Schmerzen erscheinen zuerst schlimmer – halten Sie trotzdem einen Augenblick durch. Vielleicht bemerken Sie Härte oder Spannungen in den Muskeln rundum den Schmerz, eine allgemeine Schutzhaltung für diesen Bereich. Diese Spannung kann die Schmerzen verstärken und Ihr Leiden vergrößern. Der Versuch, den Schmerz aus dem Bewusstsein auszublenden, ist oft kontraproduktiv. Hier folgt eine hilfreiche Gleichung:

$$\text{Leiden} = \text{Schmerz} \times \text{Widerstand}$$

Das soll heißen, dass der Schmerz zwar vorhanden ist, aber Ihr Widerstand dagegen Ihr Leiden deutlich verschlimmert.

Dieser Widerstand wird verkörpert durch die physische Verspannung und das geistige Wegschieben der Schmerzen. Die emotionale Komponente macht einen großen Teil des empfundenen «Gesamtschmerzes» aus. Auf der emotionalen Ebene kann Widerstand in Form von beständigen, quälenden Gedankenmustern oder Ablehnung auftreten. Auf der Ebene von Gedanken und Einstellungen ist die Vorstellung, dass der Schmerz immer da sein wird, und das Gefühl, wie ungerecht das ist, oft schwerer zu ertragen als der eigentliche, in diesem Augenblick empfundene Schmerz. Wenn Sie Ihre emotionalen Reaktionen auf den Schmerz verändern können – zum Beispiel, indem Sie den Empfindungen in Ihrem Bewusstsein mit Neugier, Offenheit und Akzeptanz begegnen –, nehmen Widerstand und Leiden oft ab.

Nachdem Sie Ihr Bewusstsein auf die schmerzende Stelle gelenkt haben, spüren Sie alles Festhalten und allen Widerstand in diesem Bereich; atmen Sie langsam und tief. Versuchen Sie, die Muskelspannung in dem Bereich zu lösen. Manchen Menschen fällt das leichter, wenn sie sich vorstellen, dass der Atem oder warme Energie in diesen Bereich fließt. Anstatt die Schmerzempfindungen zu vermeiden, nutzen Sie jetzt die Gelegenheit, den Schmerz genauer zu untersuchen.

Wo liegen seine Umrisse? Hat er eine Form? Sind die Grenzen starr oder beweglich? Ist er stetig oder schwankt die Intensität? Verändert er sich mit der Zeit oder wenn Sie sich anders hinlegen oder -setzen? Auf diese Weise können wir lernen, mit den tatsächlichen Empfindungen umzugehen, die wir Schmerzen nennen, und das, was bisher fest und unveränderlich schien, wird jetzt eher fließend und wandelbar. Werden die Empfindungen in einen größeren Zusammenhang von Bewusstheit integriert, ermöglicht das De-Identifikation und Weite rund um das Erleben von Schmerz, was die Schärfe der Schmerzempfindung mildern kann.

Das ist kein leichter Prozess und es gibt ganze Bücher über das Problem der Schmerzregulierung mithilfe von Meditation. Jon Kabat-Zinns Buch «Gesund durch Meditation» (Fischer, 2006) ist sehr hilfreich, ebenso «Der achtsame Weg durch den Schmerz» von Jackie Gardner-Nix und Lucie Costin-Hall (Arbor-Verlag, 2012).

In Untersuchungen, die Kabat-Zinns Team mit chronischen Schmerzpatienten durchführten, zeigte sich, dass der Schmerz selbst im Laufe der Zeit kaum nachließ (diese Menschen litten unter chronischen Schmerzen), wohl aber das Leid, das die Schmerzen verursachten (Kabat-Zinn, Lipworth und Burney 1985; Kabat-Zinn et al., 1986). Die Menschen, die am MBSR-Programm teilnahmen, waren besser in der Lage, sich auf den Schmerz einzulassen, ihm nachzugeben und ihn als veränderlichen, durchlässigen und beeinflussbaren Prozess zu sehen. Diese Haltung gegenüber dem Schmerz machte bei den Teilnehmern der Studie einen großen Unterschied aus. Sie kann echte Veränderungen im Funktionieren und der Fähigkeit, das Leben zu genießen, bedeuten.

Sharon, eine Brustkrebspatientin, die während ihrer Chemotherapie an unserem Programm teilnahm, hatte neue Medikamente bekommen, darunter auch ein Mittel, das das Knochenwachstum anregte, ihr aber schreckliche Knochenschmerzen im Rücken und den Beinen verursachte. Als sie den Body-Scan und die Sitzmeditation kennenlernte, sagte sie, dass es ihr sehr schwer fiel, sich auf den Atem zu konzentrieren oder auf eine besondere Körperstelle, weil sie unter diesen Schmerzen litt. Eine andere Teilnehmerin der Gruppe, Lorraine, teilte mit, dass sie ebenfalls dieselben Medikamente bekam und beim Meditieren auch schreckliche Knochenschmerzen hatte; trotzdem war sie in der Lage, ihre Aufmerksamkeit auf die schmerzende Stelle zu verlagern, sich darauf zu konzentrieren und die Muskeln zu entspannen, was zu einer echten Verringerung ihres Schmerzerlebens führte. In der daraus folgenden Diskussion berichteten die beiden Frauen und andere Teilnehmer von Gelegenheiten, bei denen sie sich auf neue Art auf den Schmerz einließen und ihm auf andere Weise Aufmerksamkeit schenkten. Sie sagten, dass die Meditation den Schmerz zwar nicht völlig verschwinden ließ, ihn aber erträglicher machte. Sie erkannten, dass es oft ihre Gedanken über den Schmerz waren, die ihn so unerträglich machten.

Übelkeit

Dasselbe gilt für andere unangenehme Empfindungen, zum Beispiel Übelkeit. Übelkeit ist möglicherweise die unausweichliche Folge bestimmter Krebstherapien, obwohl die neueste Generation von Medikamenten dagegen sehr gut ist und wir dieses Problem heute seltener antreffen als früher. Trotzdem machen Spannungen und Sorgen wegen einer möglichen Übelkeit die Sache eindeutig schlimmer. Tiefes Atmen und Entspannung können helfen, Übelkeit zu lindern. Und Meditationsübungen können dazu beitragen, dass Sie die Dinge annehmen, wie sie zur Zeit sind.

Ein verwandtes Problem, mit dem manche Menschen zu tun haben, ist vorweggenommene Übelkeit. Diese angelernte Reaktion kann auftreten, wenn ein bestimmtes Verfahren bei Ihnen früher schon Übelkeit ausgelöst hat. John zum Beispiel, ein Lymphompatient, der an unserem Programm teilnahm, reagierte heftig auf seine Chemotherapiemedikamente und litt nach der ersten Behandlung stark unter Übelkeit und Erbrechen. Er erhielt ein Medikament dagegen, das zuerst nicht besonders gut half, aber schließlich fand sich ein besseres. Dennoch war die Erinnerung an diese erste Erfahrung so stark eingeprägt, dass es John schon übel wurde, wenn er nur auf den Parkplatz des Krebszentrums fuhr. Das Gefühl wurde schlimmer, wenn er zur Tür hinein und in Richtung Chemotherapieabteilung ging; schließlich musste er mehrmals zur Toilette laufen und sich fast übergeben.

All das geschah, bevor er überhaupt ein Medikament bekommen hatte. Es war ein Produkt seines Geistes und der starken negativen Konditionierung durch die erste schlechte Erfahrung. Deshalb sind wirksame Methoden gegen Übelkeit gleich von Anfang an nützlich. Sie können auch Techniken verwenden, die wir schon vorgestellt haben, um diese Art Übelkeit zu kontrollieren. Etliche Studien haben diese Möglichkeit untersucht und sind zu sehr positiven Ergebnissen gekommen (siehe z. B. Carey und Burish, 1987). Versuchen Sie es mit dem Skript der Übung 12.3, wenn Sie irgendwann vorweggenommene Reaktionen auf Ihre Behandlung erleben.

Übung 12.3
Vorweggenommene Übelkeit reduzieren

Setzen Sie sich bequem hin, sodass Sie den Rücken leicht aufrecht halten können, und atmen Sie voll und tief. Nehmen Sie sich einige Augenblicke Zeit, um sich mit Ihrer Atmung zu verbinden; lassen Sie sie langsamer und tiefer werden, ohne etwas zu erzwingen. Entspannen Sie sich ganz natürlich. Nehmen Sie alle Spannungen im Körper wahr: an den Augen, im Kiefer, den Schultern oder an einer anderen Stelle, wo Sie üblicherweise verspannt sind. Lassen Sie sie mit der Ausatmung abfließen. Verbringen Sie ein paar Minuten damit, sich in diesem Ort der Stille einzurichten: Stellen Sie sich vor, Sie sind ein Glas mit trübem Wasser; sitzen Sie einfach da und lassen Sie die Partikel sich absetzen, sodass das Wasser klar wird. Das geschieht nur mit Zeit und Geduld.

Wenn Sie sich klar und angekommen fühlen, stellen Sie sich die Situation vor, die normalerweise bei Ihnen Übelkeit auslöst, vielleicht den Anblick des Krebszentrums oder das Betreten des Gebäudes. Legen Sie eine Pause ein, wenn Sie die Übelkeit zum ersten Mal bemerken. Achten Sie auf die Umgebung und die Gerüche, die Sie sich vorstellen, und auch die Gefühle in Ihrem Körper. Es ist in Ordnung, wenn Sie eine leichte Übelkeit verspüren; dann können Sie sich wieder auf Ihren Atem konzentrieren und sie vorübergehen lassen. Atmen Sie einfach ein und aus, spüren Sie, wie Ihr Bauch sich hebt und senkt. Lassen Sie Ihre Muskeln glatt und entspannt werden. Bleiben Sie so lange an diesem imaginären Ort, wie es für Sie nötig ist, bis Sie sich so wohlfühlen, dass Sie weitergehen können. Wenn Sie bereit sind, stellen Sie sich vor, wie Sie sich Ihrem Ziel nähern, dem Ort oder Ereignis, das bei Ihnen gewöhnlich Übelkeit auslöst. Bei jedem Schritt auf dem Weg nehmen Sie Kontakt mit sich auf und wenn Sie sich überfordert fühlen, halten Sie inne und lassen Sie sich so viel Zeit, wie Sie brauchen, um zu diesem angenehmen, sicheren Gefühl zu gelangen, das Sie vorher hatten. Es hilft vielleicht, sich ein Bild gegen Übelkeit zurechtzulegen, um die Gedanken zu ersetzen, die das Unwohlsein auslösen. Das könnte ein schönes Bild aus der Erinnerung sein, der Klang Ihrer Lieblingsmusik, der Duft von frischer, reiner Luft an einem schönen Sommertag oder auch eine warme, lebhafte Farbe, die in Ihnen Wohlbefinden auslöst, wenn Sie sie sehen. Ski fahren ist in unserer Gegend sehr beliebt und einige unserer Patienten stellen sich kalte Bergluft vor und ein Schneegestöber, das auf ihren Magen niedergeht und dort die Turbulenzen erstickt.

Legen Sie Pausen ein, wenn nötig, aber versuchen Sie sich vorzustellen, wie Sie die ganze Aktivität durchleben, die Sie mit den unangenehmen Gefühlen in Verbindung bringen. Lassen Sie das vor Ihrem geistigen Auge ablaufen, während Sie ruhig und präsent in Ihrem Körper bleiben, während Sie weiter in der formellen Meditation bleiben.

Nachdem Sie visualisiert haben, wie Sie die Aktivität beenden, lenken Sie Ihre Konzentration wieder auf Ihren Atem und Körper, spüren Sie das sanfte Heben und Senken des Atems mit jedem

Ein- und Ausströmen. Wenn Sie bereit sind, öffnen Sie die Augen und kehren Sie in den Alltag zurück.

Wenn Sie diese Meditation mehrmals durchgeführt haben und sich vorstellen können, das ganze Szenario zu durchlaufen, ohne dass Ihnen übel wird, entwickeln Sie vielleicht so viel Selbstvertrauen, dass Sie die Technik in der realen Situation anwenden. Ähnlich wie in der Meditation atmen Sie tief und stellen Sie sich beruhigende, tröstende Bilder vor, die Sie bei jedem Schritt auf dem Weg unterstützen. Lassen Sie sich Zeit, während Sie sich dem Ort nähern, mit dem Sie Schwierigkeiten haben, und machen Sie sich keine Sorgen, wenn das etwas Übung erfordert.

13 Ängste und andere schwierige Emotionen erkennen

Es ist nicht schwer, einen ganzen Tag zu überstehen, wenn man einen Augenblick überstehen kann. Verzweiflung wird in der Vorstellung erschaffen, die so tut, als gäbe es die Zukunft, und die Millionen von Augenblicken vorhersagt, Tausende von Tagen, und dich so leert, dass du nicht im Jetzt leben kannst.

— Andre Dubus

Angst, Trauer und Wut – aber auch ihre Verwandten Ängstlichkeit, Traurigkeit und Enttäuschung – werden mitunter als negative Emotionen dargestellt. Wir bezweifeln, dass diese Klassifizierung hilfreich ist. Diese schwierigen Emotionen erscheinen zwar als unerwünschter und unvermeidlicher Teil der Krankheitserfahrung, aber sie können Ihnen helfen, zu lernen und zu wachsen. Das Heilen emotionaler Schmerzen ist der Kern Ihres Wachstums als vollständiger Mensch. Ohne sich mit diesen «dunkleren» Emotionen in Ihrem Leben auseinanderzusetzen, ist Heilung vielleicht sogar unmöglich. Die Auseinandersetzung mit Widrigkeiten ist in der Tat eine günstige Gelegenheit, Ihre wahre Stärke zu entdecken. Vor allem Angst kann ein ständiger Begleiter auf der Reise mit Krebs sein. Von dem Augenblick an, in dem der Satz ausgesprochen wird: «Sie haben Krebs», verflüchtigt sich das Gefühl von festem Boden unter den Füßen. Ihr Herz fühlt sich an, als ob es in der Brust zerdrückt würde, und Angst erfüllt Ihre Magengrube. Dieses Gefühl lässt vielleicht von Zeit zu Zeit nach, bleibt aber immer in der Nähe, bereit, beim geringsten Anlass seinen dunklen Schatten zu werfen. Ein kurzer Schmerz irgendwo im Körper, das bedrückende Warten auf ein Untersuchungsergebnis oder ein ungeschicktes Wort von einem Bekannten oder dem Arzt genügt vielleicht schon, um Angst und böse Vorahnungen auszulösen.

Das Paradox der Vermeidung

Es überrascht nicht, dass Menschen oft alles tun, was sie können, um diesen unangenehmen Gefühlen zu entgehen. Bei manchen Gefahren ist weglaufen genau die richtige Reaktion. Im Fall von Angst und emotionalem Schmerz in Zusammenhang mit Krebs allerdings gibt es keinen Zufluchtsort. Stattdessen versuchen Sie es vielleicht mit psychologischen Abwehrmechanismen wie Vermeidung oder Repression. Diese Tricks nutzen wir Menschen, um Angst vom Zentrum unseres Bewusstseins fernzuhalten und uns vorübergehend sicher zu fühlen.

Leider gehen die schmerzlichen Emotionen nicht einfach weg; sie liegen auf der Lauer, bereit zuzuschlagen, wenn die wahrgenommene Gefahr größer wird, die Verluste sich summieren oder Ihre Abwehr nachlässt. Die Vermeidung von schmerzlichen Emotionen vergrößert sogar noch ihre Macht über Sie. Was sagt es aus, wenn Sie eine Gefahr als so bedrohlich ansehen, dass Sie ihre Existenz nicht einmal zugeben können?

Sich dem emotionalen Leid öffnen

Eins der stärksten Instrumente für die Arbeit mit Angst und anderen Emotionen ist es, sich ihrer Quelle zuzuwenden, anstatt wegzulaufen. Als Dorothy und ihre Gefährten vor dem schrecklichen Zauberer von Oz zittern, erhalten sie eine Anweisung zur Vermeidung: Sie sollen den Mann hinter dem Vorhang ignorieren. Aber in der Klarheit dieses Augenblicks erkennen sie das wahre Wesen der Quelle ihrer Angst: Es ist gar kein Zauberer, sondern ein normaler Mensch. So ist es oft mit Ängsten in Bezug auf Krebs und anderen Emotionen. Das, was wir uns vorstellen, ist viel bedrohlicher als die Wirklichkeit. Anstatt Sie zu zerstören, können Ihre Emotionen Ihnen den Weg zu Ihren Stärken zeigen. Was Sie brauchen, ist ein Rahmen, der es Ihnen ermöglicht, Ihren Emotionen offen gegenüberzutreten. Gute Krebsselbsthilfegruppen dienen ausdrücklich diesem Zweck und auch Ihre Meditationsübungen können als Versuchsraum dienen, um mit Ihren Emotionen von einem relativ sicheren Ort aus in Kontakt zu kommen. In der riesigen Weite der Bewusstheit können Sie die Emotionen, die Sie erleben, halten, anerkennen und ehren und dabei erkennen, dass Sie nicht Ihre Emotionen sind. Es gehört viel mehr zu Ihnen, darunter auch die Bewusstheit selbst, die nicht ängstlich, traurig oder wütend ist. Ein Vorteil solcher Prozesse liegt darin, dass das offene Anerkennen Ihrer Ängste die Nutzung praktischer und wirksamer Ressourcen ermöglicht, um mit den zugrunde liegenden Quellen umzugehen.

Weiter oben haben wir zwei Arten von Bewältigungsstrategien vorgestellt: problemorientiert und gefühlsorientiert. Emotionen weisen oft den Weg zu Problemen, für die es tatsächlich eine praktische Lösung gibt und die somit für eine problemorientierte Bewältigung erreichbar sind. Wenn wir das Thema Ängste aufbringen, sagen die Patienten oft, sie fürchteten nicht den Tod selbst, sondern das Sterben und die Wahrscheinlichkeit, unter bestimmten Folgen zu leiden, etwa Schmerz, Atemnot und Abhängigkeit. Wenn Sie diese Ängste erkennen, können Sie mit Ihrem Arzt und mit anderen, denen Sie vertrauen, darüber sprechen. Sie können Mythen und Fehleinschätzungen korrigieren und mehr darüber erfahren, wie Sie Herausforderungen effektiv angehen. Andere Ängste und Emotionen lassen sich mit gefühlsorientierten Strategien wie Meditation besser klären.

Arbeit mit schwierigen Emotionen

Bei Ihren Meditationsübungen treffen Sie vielleicht auf Angst oder andere emotionale Schmerzen als Teil Ihrer Erfahrung. Zum Glück können Sie dabei auch die Stärke und den Mut finden, die Sie brauchen, um präsent zu bleiben und auf sinnvolle Weise zu antworten. Es wurde schon oft festgestellt, dass Mut nicht die Abwesenheit von Angst ist, sondern eher die Entscheidung, trotz Angst richtig zu reagieren.

Ihre erste Aufgabe, wenn Sie Achtsamkeit praktizieren, besteht darin, eine schmerzhafte Emotion zu begrüßen, sobald sie erscheint, und sie zu erkennen. Sie können die Angst erkennen und anerkennen. Sie können sie im Bewusstsein halten und einen Schritt zurücktreten, damit Sie die Angst als Teil Ihrer Erfahrung sehen und nicht als alles, was Sie ausmacht. Zusammen mit der Angst können Sie auch Ihre Fähigkeit erkennen, stabil zu bleiben, zu atmen und das Kommen und Gehen der Gefühle zu beobachten, nicht nur der Angst, sondern auch anderer Gefühle. Sie werden sehen, dass Sie nicht Ihre Angst, Ihr Kummer oder Ihre Wut sind.

Den ängstlichen Geist beruhigen

Während der ersten Sitzung eines vor Kurzem begonnen MBCR-Kurses beschrieb ein Teilnehmer namens David seine Angst so: «Es wird so schlimm, dass ich schon anfange, meinen Sarg auszusuchen.» Dabei stand sein Tod keineswegs unmittelbar bevor; er hatte eine Therapie wegen Hautkrebs abgeschlossen und brauchte jetzt nur zu warten und zu hoffen, dass die Krankheit nicht wiederkam. Dieses Warten, ohne etwas Konkretes tun zu können, war eine Folter für einen aktiven Menschen wie ihn, der einfach etwas tun wollte.

David erkannte aber, dass es in diesem Fall das Beste war, nichts zu tun, die sich im Kreis drehenden Gedanken und Befürchtungen loszulassen, die er nicht kontrollieren konnte. Aus diesem Grund war er in den Kurs gekommen. Wir erkannten, dass es für David anfangs schwierig werden würde, weil er still sitzen und den Befürchtungen zuhören sollte, die endlos in seinem Geist herumgingen, obwohl er sie doch am liebsten vertreiben würde. Leider funktionieren Gedanken nicht so; das ist, wie sich zu befehlen: «Ich muss mich entspannen!», und alle Muskeln anzuspannen – es geht nicht. Das ist das Paradox der Meditation.

Der einzige Weg, auf dem David den ruhigen, friedlichen Geist erreichen konnte, den er sich so wünschte, bestand darin, dieses Streben loszulassen, seine Gedanken einfach da sein zu lassen, obwohl sie unwillkommen waren – das Feld des Bewusstseins zu öffnen, um sie aufzunehmen und zu erkennen, dass er nicht auf sie reagieren muss. Stattdessen erinnerte er sich daran, einfach die Aufmerksamkeit wieder auf seinen Atem zu lenken und auf andere Aspekte seiner Erfahrung in diesem Augenblick. So konnte er die Gesamtheit seiner Erfahrung betrachten, anstatt in der Trance seiner Ängste gefangen zu bleiben. In gewisser Weise ist sich sorgen eine Gewohnheit und jedes Mal, wenn wir auf Sorgen reagieren, indem wir uns mit ihnen auseinandersetzen, verstärken und nähren wir die Gewohnheit. Wenn wir uns entscheiden, einfach in Gegenwart der Sorge zu bleiben, wird sie von ihrer wichtigsten Energiequelle abgeschnitten, von unserer Reaktivität.

Wir arbeiten oft mit Analogien oder Bildern, um bestimmte Aspekte der Achtsamkeit zu erklären. Vielleicht begegnen Ihnen Probleme, Sorgen und zufällige Gedanken bei Ihrer Meditation wie Wolken, die über den klaren, blauen Himmel ziehen. An manchen Tagen ist der Himmel vielleicht von Wolken bedeckt – seien es kleine Schäfchenwolken oder dunkle, turmhohe Gewitterwolken. An anderen Tagen ist es vielleicht weitgehend klar oder nur etwas trüb. Ebenso wenig wie das Wetter können Sie Ihre Gedankenwolken kontrollieren. Sie entstehen, ziehen vorüber und verschwinden. Es ist völlig gleichgültig, ob es große, finstere oder helle, luftige Gedanken sind. Es sind einfach Gedanken. Sie sind nicht die Wahrheit über irgendetwas. Sie müssen weder darauf reagieren noch sie unterdrücken. Sie sind Ereignisse im Geist, das, was der Geist tut, wenn er unbeschäftigt ist.

Wenn Ihnen der Gedanke kommt, dass sie vielleicht vergessen haben, das Licht an der Haustür auszuschalten, heißt das nicht, dass Sie sofort aufspringen müssen, um nach Hause zu rasen und es auszuschalten. Es ist vielleicht gar nicht wahr, und wenn doch, geht die Welt nicht unter. Vielleicht ist Ihr nächster Gedanke, dass Sie zum Abendessen gern Spaghetti hätten oder das Auto gewaschen werden muss. Das mag stimmen, aber jetzt im Augenblick können Sie sich entscheiden, auf Ihre Atmung zu achten. Viele dieser Gedanken sind einfach Zufallsfunde aus Ihrem Geist; nehmen Sie sie als solche an und machen Sie weiter.

Vielleicht fühlen Sie sich sehr unruhig und wollen mit Ihrem Alltag weitermachen oder Sie schreiben im Geist To-do-Listen. Erkennen Sie, dass all das warten kann; es wird immer noch auf Sie warten, wenn die Zeit gekommen ist, zu handeln. Für diesen Augenblick aber seien Sie still, ruhen Sie und kehren Sie zur Atmung zurück. Verpassen Sie nicht diesen Augenblick, weil Sie auf dem Weg zu einem anderen Ziel sind. Erspüren Sie den Augenblick, lassen Sie die Ablenkung los und kehren Sie zur Gegenwart zurück, zu den Empfindungen von Atem und Körper. Beginnen Sie neu, immer dann, wenn Ihr Geist seine eigenen Ausflüge bemerkt. Statt einem Gefühl des Versagens nachzugeben, wenn Sie merken, dass Ihre Gedanken abschweifen, nehmen Sie das als unvermeidlich an und klopfen Sie sich mental auf die Schulter dafür, dass Sie es bemerkt haben. Dann fangen Sie einfach wieder an. Irgendwann werden Sie lernen, dass Gedanken nur Gedanken sind, ob sie nun dringend erscheinen oder nicht; sie sind Piepser, die Ihr Geist erzeugt, sie sind nicht Sie. Sie sind der endlose blaue Himmel hinter den Gedanken; Sie sind viel größer und beständiger als ein vorübergehender Gedanke und Sie sind still, tief und klar.

Gegenmittel für schwierige Emotionen

Eine Möglichkeit, auf die Anwesenheit schwieriger Emotionen zu reagieren, besteht darin, andere Stärken und Eigenschaften aufzurufen, die Ihnen zur Verfügung stehen, um sie weiterzuentwickeln und zu stärken. Die Metta-Meditation zum Beispiel eignet sich als Gegenmittel für Angst. Das Herz wird oft als Sitz des Mutes angesehen und wenn Sie sich mit liebender Güte verbinden, finden Sie Zugang zu dem, was Ihnen besonders wichtig ist, was wiederum Ihre Absicht und Entschlossenheit stärkt.

Vertrauen ist ebenfalls ein starkes Mittel gegen Angst. Es gibt verschiedene Quellen von Vertrauen im Leben. Zu entdecken, dass Sie bei Ihrer Angst präsent sein können, ohne von ihr zerstört zu werden, entwickelt eine Art Selbstvertrauen. Zu entdecken, dass Sie präsent sein können und einen Weg finden, sich mit dem auseinanderzusetzen, was entsteht, ohne davon zerstört oder verschlungen zu werden, verstärkt dieses Vertrauen.

Eine andere Art Vertrauen entsteht aus der Bereitschaft, dem Leben selbst zu vertrauen, der Weisheit zu vertrauen, die die Welt geschaffen und Ihnen Leben und Bewusstsein gegeben hat, gleich, unter welchem Namen Sie diese kennen. Angst ist eine Emotion, die größtenteils dazu dient, das Ego zu erhalten, das geschaffene Selbstgefühl, um das herum Menschen ihr Leben aufbauen. Was wird wohl geschehen, wenn wir auf etwas vertrauen, das viel größer ist als wir selbst, wenn wir uns einem größeren Verständnis dessen öffnen, wer wir sind, wenn wir die Illusion eines separaten, dauerhaften Selbst ablegen und bereitwillig unseren Platz im Geheimnis von Leben und Schöpfung anerkennen? In der Meditation können wir uns fragen: «Wer bin ich wirklich?» Das ist vielleicht die größte mutige und weise Tat, die wir vollbringen können.

14 Was nun?

Der Sommertag
Wer hat die Welt geschaffen?
Wer hat den Schwan geschaffen und wer den schwarzen Bären?
Wer hat die Heuschrecke geschaffen?
Diese Heuschrecke, meine ich –
die, die sich aus dem Gras erhoben hat,
die, die Zucker aus meiner Hand frisst,
die ihren Kiefer vor und zurück statt auf und nieder bewegt -
die sich umschaut mit ihren riesigen, komplizierten Augen.
Jetzt hebt sie ihre blassen Vorderarme und wäscht sich gründlich ihr Gesicht.
Jetzt klappt sie ihre Flügel auf und schwebt weg.
Ich weiß nicht genau, was ein Gebet ist.
Ich weiß nur, wie man aufmerksam ist, wie man hinfällt
ins Gras hinein, wie man sich im Gras niederkniet,
wie man müßig und gesegnet ist, wie man durch die Felder streunt,
denn das ist es, was ich den ganzen Tag lang getan habe.
Sage mir, was hätte ich sonst tun sollen?
Stirbt nicht alles zu guter Letzt und viel zu schnell?
Sage mir, was hast du vor,
mit deinem einen, wilden, kostbaren Leben?

– Mary Oliver

Da wir uns dem Ende dieses Buches nähern, fragen Sie sich vielleicht: «Wie weiter?» Wir haben besprochen, wie wichtig es ist, sich einer meditierenden Gemeinschaft anzuschließen, um die Fähigkeiten zu erhalten, die Sie gelernt haben, und Ihre Achtsamkeitspraxis weiter zu vertiefen. Die Frage: «Was nun?», bezieht sich nicht nur auf das, was in Ihrer Achtsamkeitspraxis als Nächstes kommt, sondern auch auf das Leben als Krebsüberlebende. Das Ende der aktiven Therapie ist für viele Menschen ein schwieriger Zeitpunkt. Vielleicht erwarten Freunde und Angehörige von Ihnen, dass Sie zu dem Leben zurückkehren, das Sie vor dieser alles verändernden Erfahrung geführt haben, aber Sie haben nicht das Gefühl, dass dies die beste oder gesündeste Alternative ist. Wenn Ihr früheres Leben die hektische Jagd nach gesellschaftlich anerkanntem Erfolg war, wie bei so vielen Menschen, wollen Sie zu dieser Normalität vielleicht gar nicht zurückkehren.

Vermutlich gibt es andere Aspekte Ihres früheren Lebens, die Sie vermisst haben und die Sie gern wieder aufnehmen möchten, andere dagegen beschließen Sie aufzugeben. Wenn Sie erst vor Kurzem aus der Klinik entlassen wurden, fühlen Sie sich vielleicht allein oder von den Helfern im Stich gelassen, die Ihnen während der Behandlung zur Seite standen. Wahrscheinlich haben Sie Angst oder machen sich Sorgen wegen der Möglichkeit, dass der Krebs wiederkommen könnte. Sie fragen sich, wie Sie das verhindern können und wie viel Wachsamkeit von Ihrer Seite erforderlich ist. Wir haben im vorhergehenden Kapitel darüber gesprochen, wie Achtsamkeitsübungen Ihnen bei einigen dieser Ängste helfen können. In diesem Kapitel möchten wir darstellen, wie Sie im Alltag achtsamer leben können und wie Achtsamkeit Ihnen helfen kann, über Ihre Erfahrungen und Identität als Krebsüberlebender hinauszugehen in die Welt.

Achtsamkeit im Alltag

Vielleicht erinnern Sie sich: In Kapitel 4 haben wir unterschieden zwischen formellen und informellen Achtsamkeitsübungen. Seitdem haben wir Ihnen eine große Auswahl an formellen Meditationsübungen vorgestellt. Jetzt ist es an der Zeit, zu überlegen, wie sich diese Übungen auf Ihren Alltag ausgewirkt haben und wie sie das in Zukunft weiter tun können. Dies sind Ihre informellen Übungen, auch genannt der Rest Ihres Lebens! Achtsamkeit im Alltag kann die Form der Minimeditationsübungen annehmen, die wir in Kapitel 6 beschrieben haben, oder sie kann sich einfach in jeden Augenblick Ihres Lebens schleichen, während Sie in immer größerem Maß die Einstellungen Freude, Offenheit, Neugier und Aufmerksamkeit integrieren, die wir in Kapitel 3 vorgestellt haben. Diese Veränderung der Haltung ist vielleicht die dauerhafteste Neuerung durch Ihr Achtsamkeitstraining und kann jeden einzelnen Aspekt Ihres Lebens tief berühren.

Das Gedicht, das diesem Kapitel voransteht, «Der Sommertag» von Mary Oliver, ist ein ideales Abbild dieser neuen Vorgehensweise. Es ist ein Gedicht der Möglichkeiten, der Freude an den einfachen Dingen im Leben, die oft die größte Freude schenken, die wahre Anwendung des Anfängergeistes auf jeden Augenblick des Lebens. Natürlich ist das kein Kinderspiel; die Gewohnheit, sich Sorgen zu machen und zu grübeln, ist stark. Indem Sie die formellen Übungen fortsetzen, können Sie Ihre informelle Achtsamkeit stärken. Sie können Augenblicke der Achtsamkeit in Ihren Alltag bringen, indem Sie Hinweise nutzen, die Ihnen oft begegnen, um sich daran zu erinnern, Ihre Aufmerksamkeit auf Ihre Erfahrung in einem bestimmten Augenblick zu lenken. Zum Beispiel wenn das Telefon klingelt, können Sie das immer als Hinweis nehmen, tief durchzuatmen, festzustellen, wie sich Ihr Körper anfühlt (zum Beispiel, um Spannungen zu entdecken), und sich darauf vorbereiten, achtsam auf die Person am anderen Ende zu reagieren. Beim Autofahren können Sie an jeder roten Ampel ebenfalls Kontakt mit Ihrem Körper aufnehmen. Wenn Sie gehen und bemerken, dass Ihre Gedanken weit weg sind, bleiben Sie stehen, bis Sie Ihre Aufmerksamkeit zurück in diesen Augenblick holen können. Wenn Sie ungeduldig werden und jemanden im Gespräch unterbrechen möchten, atmen Sie ebenfalls ein paar Mal durch und achten Sie darauf, wie Ihr Körper reagiert.

Seien Sie vor allem einfach dort, wo Sie sind, bemerken Sie, wann Ihr Geist zu urteilen beginnt, Ihnen empfiehlt, lieber woanders zu sein oder etwas anderes zu erleben. Tatsache ist, das Sie nicht woanders sind und nichts anderes tun; Sie sind, wo Sie sind. Wenn wir uns vom Leben abwenden, müssen wir einen hohen Preis dafür zahlen.

Der Originaltitel eines Buches von Jon Kabat-Zinn sagt es deutlich: «Wherever You Go, There You Are» – wo Sie hingehen, sind Sie dann. Die Herausforderung besteht darin, zu sehen, ob Sie sein können, wo Sie sind, und Ihre Erfahrungen bewusst erleben, seien sie angenehm oder unangenehm. Eins unserer Lieblingssprichwörter lautet: «Es ist, was es ist.» Das ist vielleicht offensichtlich, aber wenn Sie darüber nachdenken: Wie oft versuchen Sie, etwas anderes daraus zu machen als das, was es ist? Welches Leid verursacht das unvermeidlich? Welche Illusionen nehmen den Platz dessen ein, was ist? Sie werden wahrscheinlich Dinge in Ihrem Leben ändern wollen, damit Sie weniger oft in unangenehme Situationen geraten, aber wenn Ihnen in der Zwischenzeit doch welche begegnen, können Sie sein, wo Sie sind? Offen bleiben für das, was der Augenblick bietet? Daraus lernen und wachsen? Die Alternative ist, immer noch dort zu sein, sich dabei aber schlecht und ablehnend zu fühlen. Es ist wirklich Ihre Entscheidung und auch Ihre Chance, die Verantwortung für Ihren Anteil am Entstehen der Erfahrung zu übernehmen.

Leben als Übung

Eine andere Möglichkeit, Ihre Achtsamkeitspraxis zu verstärken, besteht darin, Ihren Alltag mit Achtsamkeit zu durchtränken und sich vorzunehmen, jeden Augenblick Ihres Lebens achtsam und von ganzem Herzen zu leben. Was wäre, wenn Sie sich bei jeder Gelegenheit daran erinnerten, dass das Leben, das Sie leben, eigentlich ein Wunder ist?

Wenn Sie morgens wach werden, können Sie über das Wunder des neuen Morgens staunen? Wie wäre es, wenn Sie sich jeden Tag dazu entschließen würden, zu leben, als ob jeder Augenblick des Lebens wertvoll und heilig wäre, ein seltenes Geschenk wie Regen in der Wüste? Wir sind von Schönheit umgeben, wenn wir langsam genug sein können, sie zu bemerken, wenn wir unsere Sorgen verlassen können und uns wirklich dafür entscheiden, zu sehen. Wie würde es sich anfühlen, angemessen dankbar zu sein für alles, was Ihnen geschenkt wird, anstatt nach mehr zu gieren oder sich etwas anderes zu wünschen, ein anderes Leben als das, was Sie haben? Was wäre, wenn Sie in jeder Situation, die Ihnen begegnet, bei jedem Menschen, den Sie treffen, die Fragen stellten: «Kann ich präsent sein?», und: «Wie kann ich helfen?»

Übung 14.1
Lebensmeditation

- Die Absicht entstehen lassen, Bewusstheit und von Herzen kommende Wertschätzung jedem Bestandteil der Erfahrung auf dem Weg durch den Tag zu schenken – beim Erwachen am Morgen sich strecken und atmen – sich des Körpers bewusst werden und seiner Fähigkeit, Leben zu erhalten – dankbar sein – Dankbarkeit ausdrücken für die Augen, die Ohren, die Hände, die Zehen und den ganzen Rest – dankbar sein – für diesen Augenblick und alle folgenden, danken – für die Möglichkeit, genau diesen Tag zu erleben, sich freuen – über jeden Menschen auf dem Weg, die Güte dieses Menschen sehen, seine Schönheit und Weisheit – diesen Menschen als mein Spiegelbild erkennen – freundlich sein – die Sinne auf die Schönheit und das Wunder der Natur einstimmen – einatmen – ausatmen – den Tag mit staunenden Augen und empfänglichem Herzen begrüßen.

Über den Krebs hinaus

Wir kennen schon den Unterschied zwischen geheilt und kuriert werden; wir hoffen, dass die Entwicklung einer Praxis der Achtsamkeit nach Ihrer Krebserfahrung den Heilungs- und Genesungsprozess unterstützt, ob Sie die Person mit der Krankheit waren oder einen Kranken unterstützt haben. Heilung ist unabhängig vom Kurieren.

Vielleicht tragen Sie den Krebs noch im Körper oder vielleicht befürchten Sie, dass er wiederkommt. Trotz dieses Umstands können Sie Heilung erfahren.

Wir haben bereits unsere wöchentliche Gruppe von langfristig Überlebenden erwähnt, die schon vor Jahren an unserem achtwöchigen Einführungsprogramm teilnahmen. Als wir einige von ihnen zu ihren Erfahrungen mit Meditation befragten, sagten sie, dass Krebs im Laufe der Zeit ein immer kleinerer Bestandteil ihrer Identität wurde. Sie hörten auf, «Krebspatienten», «Krebsopfer» oder auch «Krebsüberlebende» zu sein und hielten sich selbst einfach für Menschen, Meditierende, vielleicht Autoren, Mütter oder was immer sonst ihre Energie absorbierte und nicht in erster Linie durch die Krebserfahrung geprägt war. Das war für viele eine große Erleichterung. Sie hatten wirklich genug davon, ständig an Krebs zu denken, darüber zu lesen, sich Sorgen zu machen, dass er wiederkommt, davon, dass er ihre Gedanken beherrscht. Ein Teil des Heilungsprozesses war die Integration dieser Erfahrung, darüber hinauszugehen und andere Elemente dessen, was sie als sich entwickelnde Menschen ausmachte, ans Licht kommen und blühen zu lassen.

Die Welt heilen: Achtsamkeit in Gemeinschaft

Das Loslassen des engen Gesichtspunkts Krebserfahrung und Ihrer persönlichen Sorgen ermöglicht es Ihnen, größeres Bewusstsein für andere zu entwickeln, für ihre Bedürfnisse und Wünsche. In der Tat sind das Wohlergehen des Einzelnen und das der Gemeinschaft unlösbar miteinander verbunden. Der Text des beliebten Liedes von Jill Jackson Miller und Sy Miller «Let There Be Peace on Earth» sagt im Prinzip, dass Frieden in jedem von uns beginnen kann und muss, und drückt damit diese intuitive Wahrheit aus. Achtsam zu leben bietet die Möglichkeit, nicht nur Ihnen selbst und Ihnen nahestehenden Menschen Gutes zu tun, sondern auch Ihrer größeren Gemeinschaft.

Wie könnte das funktionieren? Manchmal sind die Teilnehmer unserer Kurse so begeistert, wenn sie von Achtsamkeit erfahren, dass sie alle in ihrer Umgebung überreden wollen, ebenfalls zu meditieren und dieses oder jenes Buch zu lesen. Wahrscheinlich können Sie sich vorstellen, welche Reaktionen sie darauf erhalten. Vielleicht sind manche Menschen empfänglich dafür, aber die allgemeine Reaktion ist eher skeptisch. Man betrachtet es als den neuesten Trend, den man unbedingt ausprobieren soll, wahrscheinlich eine Modelaune, die in kürzester Zeit wieder verschwunden ist. Manche Menschen nehmen sich der Sache der Achtsamkeit mit einem Eifer an, der andere eher abschreckt und Widerstand oder Widerspruch auslöst.

Wir haben festgestellt, dass die beste Möglichkeit, Achtsamkeit zu verbreiten – wenn Sie das tun möchten – darin besteht, einfach im Alltag achtsam zu sein. Wenn Sie entschlossen und sorgfältig sind, wird sich das unbedingt auf Ihre Umgebung auswirken. Wir hören immer wieder von Ehepartnern, die sich gegenseitig daran erinnern, doch meditieren zu gehen, wenn sie ein paar Sitzungen verpasst haben. Sie bemerken, dass ihr Partner schlechter aufgelegt ist, wenn er nicht meditiert. Achtsamkeit im Alltag wirklich zu praktizieren könnte dazu führen, der Kassiererin im Supermarkt Aufmerksamkeit zu schenken, zu hören, was sie sagt, und freundlich zu antworten, anstatt gleichzeitig zu telefonieren. Es könnte bedeuten, Ihr Kind nicht automatisch anzuschreien, weil es schon wieder die Hausaufgaben vergessen hat, sondern seine Erklärung anzuhören und achtsam die spezifische Situation in Betracht zu ziehen. Das soll nicht heißen, dass es leicht ist, in jedem sich entfaltenden Augenblick des Lebens präsent zu sein, aber unserer Erfahrung nach bietet keine andere Möglichkeit größere Gaben. Achtsamkeit auf das Meditationskissen zu beschränken, ist nicht sehr sinnvoll. Mit formellen Übungen legen Sie ein solides Fundament, aber das Wunder eines achtsamen Lebens ist die wahre Frucht der Übung.

Die Meditation in Übung 14.2 soll die Wahrscheinlichkeit erhöhen, dass Sie daran denken, achtsame Bewusstheit in Ihre alltäglichen Interaktionen mit anderen zu übertragen, und das kann tief greifende Wirkungen haben. Es entspricht ungefähr dem Prinzip des «Vorauszahlens», bei dem Sie mit voller Absicht etwas für jemanden anderen tun, einfach, weil Sie es können. Dadurch steigt die Wahrscheinlichkeit, dass diese Person wieder etwas für andere tut. Auf diese Weise starten Sie also eine Lawine des guten Willens, indem Sie Ihre Absichten und Handlungen mit aufrichtigen Gedanken nicht nur an Ihr eigenes Wohlergehen erfüllen, sondern auch an das der anderen.

Übung 14.2
Heilmeditation

Setzen Sie sich bequem hin, sodass Sie leicht atmen und problemlos aufrecht bleiben können. Während Sie sich in den fließenden Atemrhythmus einfühlen, nehmen Sie sich einen Augenblick Zeit, um Kontakt mit Körper, Geist und Seele aufzunehmen, wahrzunehmen, wie Sie sich gerade fühlen, zu akzeptieren, was Sie vorfinden, ohne Ihre Gedanken zu beurteilen oder sich zu wünschen, dass es anders sein sollte. Nehmen Sie sich einige Minuten Zeit, um die Atmung zu stabilisieren und Ihre Konzentration auf das Herzzentrum in der Mitte Ihres Brustkorbs zu lenken.

► In das Herzzentrum ein- und ausatmen, die Empfindungen dort einfach wahrnehmen – Wärme, Weite oder auch gar nichts – akzeptieren, was vorhanden ist – in der Vorstellung den Atem nach unten ziehen in diesen Teil des Körpers – einer kleinen Luftblase Leben einhauchen, die mit jedem Atemzug größer wird – auf dem Weg durch die Meditation sehen, wie diese Blase sich mit Freundlichkeit und gutem Willen füllt, Atemzug für Atemzug größer wird, größer als der Körper, in die Welt hineinwächst – mit der Ausatmung den Wunsch nach Gesundheit und Wohlbefinden aussenden, erst für sich selbst – vielleicht mit ein paar Sätzen bei jedem heilenden Atemzug, zum Beispiel: «Möge ich heil werden», «Möge ich ganz werden» – Sätze von Heilung und Freundlichkeit,

zum Beispiel: «Möge es mir gut gehen», «Möge ich Glück teilen» – und einige Minuten so weiter.
Wenn die richtige Zeit gekommen ist, diesen Wunsch nach Heilung über das Selbst hinaus ausdehnen und andere aus dem Alltagsleben einschließen – an ausgewählte Personen in Ihrem Leben die Wünsche aussenden: «Möget ihr heil werden», «Möget ihr ganz werden», «Möget ihr frei sein von Kampf und Streit» – wahrnehmen, wie sich das im Körper, im Herzzentrum, anfühlt, anderen aufrichtig alles Gute zu wünschen – erkennen, dass alle Menschen leiden, ganz gleich, wie sie sich verhalten, und dass sich alle Menschen, wie Sie, Glück und Heilung für ihr Leben wünschen – in Anerkennung dieses universellen Leids weiter Wünsche für Heilung und Frieden aussenden – über Ihre Freunde hinaus, Ihre Familie, Ihre Bekannten, auch an Fremde, an Menschen, an denen Sie auf der Straße vorübergehen.
Sich schließlich vorstellen, wie die Blase des Mitgefühls im Herzen sich weiter und weiter ausdehnt, über Länder und Meere hinweg, auf Menschen, die Sie vielleicht nie treffen werden, auf anderen Kontinenten, Menschen, die ebenso Frieden, Heilung und Versöhnung brauchen – mit jeder Ein- und Ausatmung bestimmte Sätze wiederholen, zum Beispiel: «Möget ihr heil werden», «Möget ihr sicher leben», «Möget ihr Frieden erleben».
Nach mehreren Minuten der Übung, wenn Sie bereit sind, öffnen Sie die Augen und kehren Sie in den Raum zurück, spüren Sie die Wärme, die Sie vielleicht im Herzen und im Körper haben – versuchen Sie, dieses Gefühl mit hinaus in die Welt zu nehmen – Heilung, Frieden und Wohlbefinden mit den Menschen zu teilen, die Ihnen im Alltag begegnen – erkennen, dass alle Wesen leiden, auf allen bekannte oder unbekannte Weise, und überlegen, wie Sie dieses Bewusstsein umsetzen können in Taten der Güte, des Mitgefühls, der Großzügigkeit, von denen andere als Sie selbst profitieren – trotz der verschiedenen Umstände in jedem Menschen, der Ihnen begegnet, denselben Wunsch nach Gesundheit und Glück erkennen und achten, der Ihnen so wichtig ist.

Schlusswort

Wir hoffen, dass dieses Buch nützlich für Sie war und dass es Ihnen geholfen hat, Ihre angeborenen Heilkräfte zu entdecken und zu aktivieren. Wir haben praktische Übungen vorgestellt, die Sie noch viele Jahre lang inspirieren sollen. Wir bieten Ihnen außerdem eine Medienliste (siehe Anhang) mit Büchern und CDs, die wir für weiteres Lernen und Üben in den Bereichen Meditation, Achtsamkeit, Yoga und psychosomatische Medizin empfehlen. Wir hoffen, dass Sie der Welt weiterhin mit dem Geist des Anfängers begegnen und neue Landschaften des Möglichen entdecken. Wir werden dasselbe tun. Vor allem: Möge es Ihnen gut gehen, mögen Sie glücklich sein, mögen Sie ganz werden und mögen Sie heil werden. Wie einer unserer Teilnehmer es ausdrückte:

> *«Krebs kann einen Menschen sehr bitter machen oder aber sehr weise. Ich freue mich nicht darüber, Krebs gehabt zu haben, aber dadurch hat sich viel verändert in meinem Leben.»*

ANHANG

Medienliste

Meditationsanleitungen

Bücher

Levine, S. 1995. *Geleitete Meditationen. Orientierung und Heilung.* Bielefeld: J. Kamhausen Verlag.

Mipham, S. 2005. *Wie der weite Raum. Die Kraft der Meditation.* München: dtv.

Yongey Mingyur Rinpoche. 2007. *Buddha und die Wissenschaft vom Glück.* München: Godlmann Arkana.

CDs

Bodian, S. 2011. *Meditation für Dummies.* Buch und CD. Weinheim: Wiley-VCH.

Kabat-Zinn, J. 2009. *Die heilende Kraft der Achtsamkeit.* Buch und CDs. Stressreduktions-CDs.

—. 2010. *Die heilende Kraft der Achtsamkeit.* Buch und CDs. Stressreduktions-CDs. www.mindfulnesscds.com.

—. 2010. *Die heilende Kraft der Achtsamkeit.* Buch und CDs. Freiamt: Arbor-Verlag.

Salzberg, S., and J. Goldstein. 2010. *Insight Meditation.* Buch und CD. Boulder, CO: Sounds True.

Weil, A., and J. Kabat-Zinn. 2001. *Meditation for Optimum Health: How to Use Mindfulness and Breathing to Heal Your Body and Refresh Your Mind.* Two audio CDs. Boulder, CO: Sounds True.

Anregende Bücher zur Meditation

Kabat-Zinn, J. 2010. *Im Alltag Ruhe finden: Meditationen für ein gelassenes Leben.* München: Knaur.

Tolle, E. 2004. *Jetzt! Die Kraft der Gegenwart.* Bielefeld: Kamphausen.

—. 2004. *Stille spricht.* München: Goldmann Arkana.

Gesundheit für Körper und Geist

Borysenko, J. 1990. *Gesundheit ist lernbar.* Mit Larry Rothstein. Bern: Scherz.

Brantley, J. 2009. *Der Angst den Schrecken nehmen: Achtsamkeit als Weg zur Befreiung von Ängsten.* erw. und überarb. Neuauflage. Freiamt: Arbor-Verlag.

Gardner-Nix, J. 2012. *Der achtsame Weg durch den Schmerz: Das Praxisprogramm gegen chronische Schmerzen.* Mit L. Costin-Hall. Freiburg i. Br.: Arbor-Verlag.

Kabat-Zinn, J. 2009. *Gesund durch Meditation: das große Buch der Selbstheilung.* Frankfurt am Main: Fischer Taschenbuchverlag.

—. 2010. *Zur Besinnung kommen: die Weisheit der Sinne und der Sinn der Achtsamkeit in einer aus den Fugen geratenen Welt.* Freiamt: Arbor-Verlag.

Santorelli, S. 2009. *Zerbrochen und doch ganz: die heilende Kraft der Achtsamkeit.* Freiamt: Arbor-Verlag.

Thondup, T. 1997. *Die heilende Kraft des Geistes: einfache buddhistische Übungen für Gesundheit, Wohlbefinden und Erleuchtung.* München: Delphi bei Droemer Knaur.

Williams, M., J. Teasdale, Z. Segal und J. Kabat-Zinn. 2009. Der achtsame Weg durch die Depression. Freiamt: Arbor-Verlag.

Buddhismus

Bhante Henepola Gunaratana. 2002. *Die Praxis der Achtsamkeit: eine Einführung in die Vipassana-Meditation.* Heidelberg: Werner Kristkeitz Verlag.

Ferguson, G. 2010. *Vollkommen wach: Durch Meditation unsere natürliche Weisheit entdecken.* Bielefeld: Theseus-Verlag.

Goldstein, J. 2004. *Ein Dharma: Buddhismus im Alltag.* München: Goldmann Arkana.

Kornfield, J. 2004. *Frag den Buddha und geh den Weg des Herzens.* München: Ullstein.

—. 2010. *Nach der Erleuchtung Wäsche waschen und Kartoffeln schälen: wie spirituelle Erfahrung das Leben verändert.* München: Goldmann.

Rosenberg, L. 2002. *Mit jedem Atemzug: Buddhas Weg zu Achtsamkeit und Einsicht. Mit David Guy.* Freiamt: Arbor-Verlag.

Salzberg, S. 2003. *Metta-Meditation: Buddhas revolutionärer Weg zum Glück.* Freiamt: Arbor-Verlag.

—. 2002. *Ein Herz so weit wie die Welt: buddhistische Achtsamkeitsmeditation als Weg zu Weisheit, Liebe und Mitgefühl.* München: dtv.

Thich Nhat Hanh. 2007. *Ich pflanze ein Lächeln: Der Weg der Achtsamkeit.* München: Goldmann.

Religiöse Ansätze

Christentum

Keating, T. 2010. *Das Gebet der Sammlung: Einführung und Begleitung des kontemplativen Gebets.* Münsterschwarzach: Vier-Türme-Verlag.

Merton, T. 2005. *Keiner ist eine Insel.* Ostfildern: Patmos.

Visualisierung und Bildarbeit

Achterberg, J., B. Dossey, und L. Kolkmeier. 1996. *Rituale der Heilung: Die Kraft von Phantasiebildern im Gesundheitsprozess.* München: Goldmann.

Ornstein, R., und D. Sobel. 1995. *Das Gehirn, Schlüssel zur Gesundheit.* Freiburg i. Br.: Verlag für angewandte Kinesiologie.

Yoga und Stretching

Bücher

Anderson, B. 2012. *Stretching.* München: Goldmann.

Boccio, F. J. 2006. *Achtsamkeits-Yoga.* Freiamt: Arbor-Verlag.

Devi, N. J. 2000. *Der heilende Weg des Yoga: Zeitlose Weisheit und medizinisch erprobte Behandlungen, die Stress lindern, das Herz öffnen und unser Leben bereichern.* Oberstdorf: Windpferd.

Iyengar, B. K. S. 2003. *Licht auf Yoga.* Bern: O.W. Barth.

Video

Grilley, P. 2005. *Yin Yoga: The Foundations of a Quiet Practice – With Paul Grilley.* DVD. San Francisco: Pranamaya.

Kabat-Zinn, J. 2010. *The World of Relaxation: A Guided Mindfulness Meditation Practice for Healing in the Hospital and/or at Home.* DVD. www.betterlisten.com.

Powers, S. 2010. *Insight Yoga with Sarah Powers.* Two DVDs. San Francisco: Pranamaya. www.pranamaya.com.

Websites

Die Website der Deutschen Krebsgesellschaft bietet zahlreiche Informationen rund um das Thema Krebs und seine Behandlung; www.krebsgesellschaft.de.

Anticancer ist eine Website, die auf David Servan-Schreibers Buch «Das Anti-Krebsbuch: Vorbeugen und nachsorgen mit natürlichen Mitteln» beruht; www.anticancerways.com.

MeditierenLernen ist eine Website mit Informationen zu verschiedenen Meditationstechniken und -traditionen sowie Anleitungen zum Download; www.meditierenlernen.com

Bibliografie

Carey, M. P., and T. G. Burish. 1987. *Providing relaxation training to cancer chemotherapy patients: A comparison of three delivery techniques.* Journal of Consulting and Clinical Psychology 55 (5): 732–37.

Carlson, L. E., and S. N. Garland. 2005. *Impact of mindfulness-based stress reduction (MBSR) on sleep, mood, stress, and fatigue symptoms in cancer outpatients.* International Journal of Behavioral Medicine 12 (4): 278–85.

Carlson, L. E., M. Speca, P. Faris, and K. D. Patel. 2007. *One-year pre-post intervention follow-up of psychological, immune, endocrine, and blood pressure outcomes of mindfulness-based stress reduction (MBSR) in breast and prostate cancer outpatients.* Brain, Behavior, and Immunity 8: 1038–49.

Carlson, L. E., M. Speca, K. D. Patel, and E. Goodey. 2003. *Mindfulness-based stress reduction in relation to quality of life, mood, symptoms of stress, and immune parameters in breast and prostate cancer outpatients.* Psychosomatic Medicine 65 (4): 571–81.

—. 2004. *Mindfulness-based stress reduction in relation to quality of life, mood, symptoms of stress and levels of cortisol, dehydroepiandrosterone sulfate (DHE-AS), and melatonin in breast and prostate cancer outpatients.* Psychoneuroendocrinology 29 (4): 448–74.

Carlson, L. E., Z. Ursuliak, E. Goodey, M. Angen, and M. Speca. 2001. *The effects of a mindfulness meditation–based stress reduction program on mood and symptoms of stress in cancer outpatients: Six-month follow-up.* Supportive Care in Cancer 9 (2): 112–23.

Cohen, S. 2005. Keynote presentation at the Eighth International Congress of Behavioral Medicine: *The Pittsburgh common cold studies—Psychosocial predictors of susceptibility to respiratory infectious illness.* International Journal of Behavioral Medicine 12 (3): 123–31.

Feuerstein, G. 2000. *The Shambhala Encyclopedia of Yoga.* Boston: Shambhala Publications.

Garssen, B. 2004. *Psychological factors and cancer development: Evidence after 30 years of research.* Clinical Psychology Review 24 (3): 315–38.

Greer, S., T. Morris, and K. W. Pettingale. 1979. *Psychological response to breast cancer: Effect on outcome.* Lancet 2 (8146): 785–87.

Joyce, J. 2000 (1914). *A painful case.* In Dubliners, 103–14. London: Penguin.

Kabat-Zinn, J. 1990. *Full Catastrophe Living: Using the Wisdom of Your Body and Mind to Face Stress, Pain, and Illness.* New York: Delacorte Press.

Kabat-Zinn, J. 1994. *Wherever You Go, There You Are: Mindfulness Meditation in Everyday Life.* New York: Hyperion.

Kabat-Zinn, J., L. Lipworth, and R. Burney. 1985. *The clinical use of mindfulness meditation for the self-regulation of chronic pain.* Journal of Behavioral Medicine 8 (2): 163–90.

Kabat-Zinn, J., L. Lipworth, R. Burney, and W. Sellers. 1986. *Four-year follow-up of a meditation-based program for the self-regulation of chronic pain: Treatment outcomes and compliance.* Clinical Journal of Pain 2 (3): 159–73.

Mackenzie, M. J., L. E. Carlson, M. Munoz, and M. Speca. 2007. *A qualitative study of self-perceived effects of mindfulness-based stress reduction (MBSR) in a psychosocial oncology setting.* Stress and Health 23 (1): 59–69.

Maunsell, E., J. Brisson, and L. Deschênes. 1995. *Social support and survival among women with breast cancer.* Cancer 76 (4): 631–37.

Pearce, J. C. 1974. *Exploring the Crack in the Cosmic Egg: Split Minds and Meta-Realities.* 2nd ed. New York: Julian Press.

Salzberg, S. 2008. Metta: *The practice of compassion. In Quiet Mind: A Beginner's Guide to Meditation*, ed. S. Piver, 53. Boston: Shambhala Publications.

Savard, J., and C. M. Morin. 2001. *Insomnia in the context of cancer: A review of a neglected problem.* Journal of Clinical Oncology 19 (3): 895–908.

Shapiro, Jr., D. H. 1992. *Adverse effects of meditation: A preliminary investigation of long-term meditators.* International Journal of Psychosomatics 39 (1–4): 62–67.

Shapiro, S. L., L. E. Carlson, J. A. Astin, and B. Freedman. 2006. *Mechanisms of mindfulness*. Journal of Clinical Psychology 62 (3): 373–86.

Sloman, R. 1995. *Relaxation and the relief of cancer pain*. Nursing Clinics of North America 30 (4): 697–709.

Speca, M., L. E. Carlson, E. Goodey, and M. Angen. 2000. *A randomized, wait-list controlled clinical trial: The effect of a mindfulness meditation–based stress reduction program on mood and symptoms of stress in cancer outpatients*. Psychosomatic Medicine 62 (5): 613–22.

Die Autoren

Linda E. Carlson, Ph.D., R.Psych., ist Inhaberin der Enbridge-Forschungsprofessur in Psychologischer Onkologie, erhielt den Medizin-Forschungspreis der Alberta Heritage Foundation und ist außerordentliche Professorin für Psychosoziale Onkologie an der University of Calgary. Sie ist Direktorin der psychologisch-onkologischen Forschung und arbeitet als klinische Psychologin am Tom Baker Cancer Centre in Calgary, Kanada. Carlson ist Mitautorin von «The Art and Science of Mindfulness» und hat über neunzig Buchkapitel und Forschungsartikel in wissenschaftlichen Fachzeitschriften veröffentlicht. Sie stellt ihre Arbeit regelmäßig auf internationalen Konferenzen vor.

Michael Speca, Psy.D., R.Psych., ist außerordentlicher Professor für Psychosoziale Onkologie an der University of Calgary und war postdoktoraler wissenschaftlicher Mitarbeiter der Canadian Cancer Society am Tom Baker Cancer Centre in Calgary, Kanada. Als klinischer Psychologe des Zentrums berät er Krebspatienten und ihre Familien, betreibt verschiedene Gruppenprogramme und ist Mitbegründer des beliebten MBCR-Programms des Zentrums.

Zindel Segal, Ph.D., der Autor des Vorworts, ist Inhaber des Morgan-Firestone-Lehrstuls für Psychotherapie und Professor für Psychiatrie an der University of Toronto. Er ist außerdem Direktor der Abteilung für kognitive Verhaltenstherapie am Centre for Addiction and Mental Health und Mitbegründer der Academy of Cognitive Therapy. Er ist Mitautor von «Der achtsame Weg durch die Depression» und «Die achtsamkeitsbasierte kognitive Therapie der Depression». Er tritt weiterhin für achtsamkeitsbasierte klinische Behandlungsmethoden in der Psychiatrie ein.